Le

Sentiment Religieux

a-t-il

Une Origine Pathologique?

par

le Dr L. PERRIER

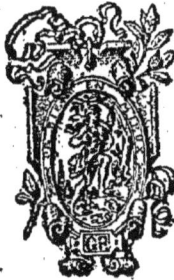

PARIS

LIBRAIRIE FISCHBACHER

33, RUE DE SEINE, 33

—

1912

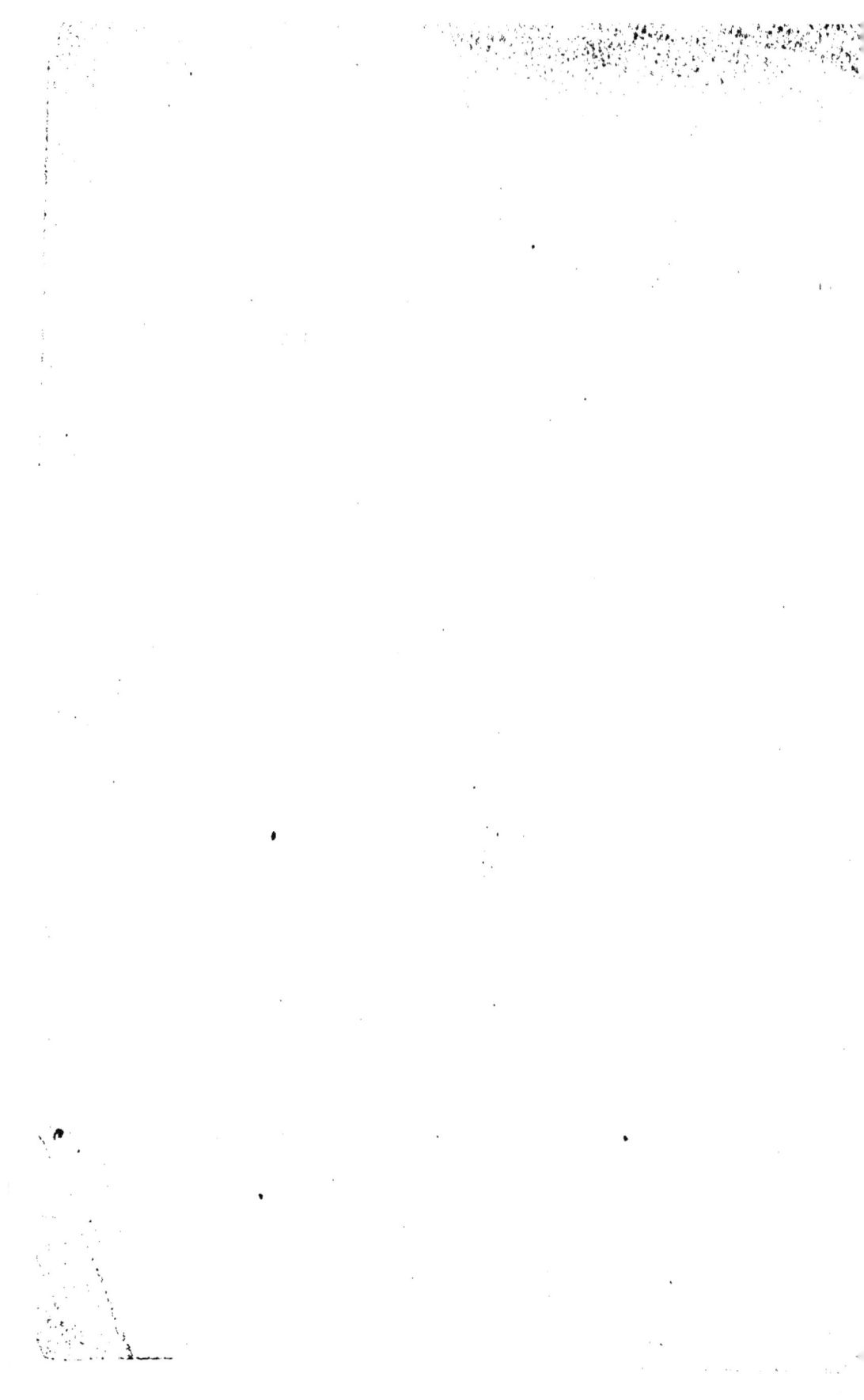

Le

Sentiment Religieux

a-t-il

Une Origine Pathologique?

par

le Dʳ L. PERRIER

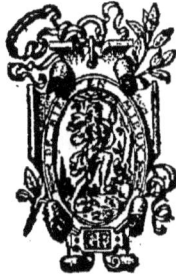

PARIS

LIBRAIRIE FISCHBACHER

33, RUE DE SEINE, 33

—

1912

Le Sentiment Religieux

A-T-IL UNE ORIGINE PATHOLOGIQUE?

Le sentiment religieux — dont l'étude semblait un peu délaissée il y a quelques années — est de nouveau au premier plan des préoccupations contemporaines. Nous assistons en ce moment à une recrudescence de travaux très divers sur ce sujet, qui montrent que, plus que jamais, il préoccupe les esprits.

Ce qui est tout à fait nouveau et vraiment symptomatique, c'est que les auteurs qui s'en occupent ne sont pas seulement des théologiens et des philosophes qui ont toujours eu la spécialité de ces questions, ce sont des penseurs venus de tous les horizons philosophiques et scientifiques : des ethnographes, des sociologues, des psycho-physiologistes, des médecins, etc. Chacun applique et adapte à l'étude de la religion ses méthodes spéciales, chacun veut avoir le droit de dire son mot, au nom de la science particulière qu'il représente.

Il faut avouer que cet ensemble, un peu incohérent et chaotique, d'études faites avec des méthodes et un but si différents, laisse parfois une impression un peu confuse; et néanmoins, au milieu de cet amas complexe d'opinions diverses, une conclusion émerge clairement et s'impose à tous les esprits : c'est que le sentiment religieux nous apparaît comme un élément permanent dans la race humaine. Il doit enfoncer ses racines au tréfonds de l'individualité, puisque malgré les critiques, les proscriptions, les tentatives d'extirpations multiples faites pendant des siècles et des siècles, il demeure toujours vivant et tenace dans le cœur de l'homme.

C'est cette persistance vraiment surprenante qui étonne les savants et les philosophes et suscite leurs travaux. A quelque catégorie qu'ils appartiennent ils reconnaissent tous, sans pouvoir toujours l'expliquer, quelquefois même en le critiquant, qu'il est une des plus grandes forces morales de l'humanité.

Le sentiment religieux[1] lorsqu'il est arrivé à son plein épanouissement est fort complexe. Il est formé par un faisceau d'émotions et de sentiments d'ordre très divers qui se juxtaposent et s'intriquent, ce qui rend leur isolement assez difficile. Pour le saisir sous sa forme la plus simple, presque tous les auteurs qui se sont occupés de la question ont cherché à l'étudier à « l'état naissant ». Bien connaître sa genèse dans l'individu c'est comprendre son essence profonde, c'est aussi s'expliquer son évolution ultérieure.

C'est à éclaircir cette origine que s'attachent les chercheurs modernes. Les théories nouvelles qu'on a proposées sont fort nombreuses; on peut cependant les grouper très simplement sous quatre chefs : Les théories psychologiques, sociologiques, physiologiques et pathologiques.

Sans entrer dans une étude détaillée de ces diverses hypothèses, qui nous entraîneraient trop loin, nous donnerons néanmoins une brève caractéristique des trois premières qui serviront d'introduction toute naturelle à notre sujet. Il est difficile d'étudier les hypo-

---

1. Nous n'envisageons dans ce travail que le sentiment religieux sous sa forme supérieure.

thèses modernes sur l'origine pathologique du sentiment religieux sans les situer au milieu des autres conceptions. Les doctrines philosophiques les plus disparates se tiennent souvent par quelque côté.

Nous nous occuperons ensuite de la méthode générale et des diverses modalités que peuvent revêtir les hypothèses pathologiques qui seules retiendront notre attention. Leurs modernes partisans se font remarquer par la hardiesse paradoxale de leurs théories, dont les conclusions sont encore outrées par quelques vulgarisateurs qui veulent les exploiter au profit de leurs systèmes particuliers; ils font dans ce but un bruit exagéré autour d'elles. Nous exposerons enfin les grandes critiques d'ensemble que l'on peut présenter à ces conceptions, essayant d'établir, comme conclusion, une théorie psychophysiologique du sentiment religieux qui nous permettra d'expliquer son origine normale et sa fin naturelle.

Les théories psychologiques cherchent à réduire le sentiment religieux à un petit nombre de sentiments, plus simples et mieux connus, qui permettent de l'expliquer. Elles emploient une méthode surtout analytique dans laquelle l'introspection joue le principal rôle.

Pour quelques ethnographes, qui appuient leurs observations sur l'étude des peuples sauvages, la religion impliqu   urs « un caractère de mystère »; le sentiment r   ériverait donc du sentiment « *de l'inconnu*¹

Cette   .ception se rapproche de celle de Spencer qui voit dans la religion la recherche de l'*inconnaissable* et de l'*absolu*. Pour lui, il est impossible de supprimer

1. Sous le nom de « huacas » les anciens Péruviens adoraient « les choses qui surpassent en excellence et en beauté celles de leur espèce ». Le nom de « chin », esprit, est donné chez les Chinois à tout ce qui paraît extraordinaire. Les nègres vénèrent comme fétiches tous les objets nouveaux pour eux, etc. Voir Cte Goblet d'Alviella, *L'Idée de Dieu d'après l'anthropologie et l'histoire*, p. 69.

dans la conscience humaine l'idée d'une réalité sans limite et inconditionnelle, car cette idée de l'absolu est le fond même de notre conscience et de notre pensée. « Bien que nous ne puissions connaître l'absolu... son existence est une donnée nécessaire de la conscience; tant que la conscience dure nous ne pouvons un seul instant nous débarrasser de cette donnée sur laquelle la croyance a son fondement, dont la certitude est supérieure à toutes les autres. » La religion de Spencer, a dit Fouillée, « consiste à maintenir toujours élevé dans notre conscience un autel au Dieu inconnu, à cet inconnaissable qui est la cause profonde d'où tout découle ».

Pour Max Müller, le célèbre indianiste, la religion est la perception de *l'infini* conçu, non pas comme une abstraction, mais comme l'illimité. C'est un sens qui, sous des noms différents et des déguisements variables, nous fait pressentir une réalité sans limite au-delà de la borne posée arbitrairement par nos facultés.

Schleiermacher et A. Réville[1] avec de notables nuances font dériver le sentiment religieux du sentiment de *dépendance* à l'égard d'une puissance qui nous détermine et que nous ne pouvons déterminer. « L'homme en face du monde se sent petit, borné et misérable... Malgré son ignorance, il sent qu'à côté des réalités que ses sens perçoivent nettement, il y a des réalités qui échappent à ses moyens de perception sensible... et que chez elles il y a aussi un certain ordre, un certain enchainement, quelque chose qui ressemble par quelque côté à son intelligence, à lui-même... » La religion sera donc essentiellement le lien qui unit son esprit à cette mystérieuse intelligence.

Pour Sabatier[2], le sentiment religieux naitrait d'une

1. A. Réville, *Prolégomènes de l'histoire des religions*, p. 38 et 40.
2. A. Sabatier, *Esquisse d'une philosophie de la religion*, p. 17 et 19.

contradiction initiale de la conscience psychologique. « L'homme ne peut se connaître sans se connaître limité, mais il ne peut sentir ces limites fatales sans les franchir par la pensée et par le désir... Cet élan ne se produit pas dans le vide, il s'appuie au sentiment de dépendance où l'homme se trouve à l'égard de l'être universel... De ce sentiment de détresse, de cette contradiction initiale de la vie intérieure, naît la religion. »

Pour César Malan, G. Frommel et leurs disciples, « la religion et la morale naissent ensemble, elles ont même berceau, même point de départ... Dieu ne peut être et n'est révélé que par l'*obligation* qui est la commune source de la conscience morale et de la conscience religieuse; toutes deux ne sont du reste que les deux fonctions d'une seule et même conscience[1] ».

Pour M. H. Bois[1] « le sentiment religieux est un sentiment qui se déploie dans des relations personnelles entre l'homme et une divinité conçue comme personnelle. Mais de même que la vie sociale ne se réduit pas au sentiment social, de même aussi la religion ne se réduit pas au sentiment religieux ».

Les théories sociologiques cherchent l'origine du phénomène religieux non plus dans l'individu, mais dans la *société*. Pour M. Durkeim[3] le caractère commun de toutes les religions, c'est qu'elles peuvent se ramener à des croyances et à des pratiques obligatoires. Toute obligation implique une autorité qui commande; or, il

---

1. H. Bois, *Le Sentiment religieux*, p. 10. Paris, Fischbacher, 1910. — *Revue de théologie* de Montauban, novembre 1901, septembre 1902, et janvier, mars, mai 1903.

2. *Op. cit.*, p. 33.

3. *Année sociologique*, 1899. — Guyau avait déjà écrit : « L'idée d'un lien de société entre l'homme et des puissances supérieures est précisément ce qui fait l'unité de toutes les conceptions religieuses... Cette sociabilité est le fond durable du sentiment religieux. »

n'y a pas de force morale au-dessus de l'individu, sauf
la société; elle est une synthèse de forces collectives.
L'obligation est donc d'origine sociale.

Si la religion paraît transcendentale à la raison individuelle, c'est parce qu'elle est l'œuvre de la raison
collective qui ne se représente pas les choses comme la
raison individuelle. Ce que nous appelons mystère dans
la religion, est justement la part, l'œuvre de la raison
collective qui peut prescrire aussi des rites, des dogmes
qui nous paraissent irrationnels[1].

Les théories physiologiques rattachent tous les états
affectifs à des conditions biologiques. « Les sentiments
ne sont pas une manifestation superficielle, une simple
efflorescence; ils plongent au plus profond de l'individu; ils ont les racines dans les besoins et les instincts,
c'est-à-dire dans des mouvements. La conscience ne
livre qu'une partie de leurs secrets, il faut descendre au-
dessous d'elle[2]. » Le sentiment religieux ne serait donc
qu'un état organique résultant de modifications physiologiques diverses qui transformeraient le ton affectif. L'auteur anonyme d'un ouvrage introduit par M. Baumann[3]
considère la religion « comme l'expression d'énergies
internes, de source organique, qui se manifestent parfois
obscurément à la conscience tout en restant étrangères
au moi, dont l'homme se sent dépendant et qu'il person-
nifie ». Un autre auteur, M. Havelock Ellis, pense que
« les fonctions les plus simples de la vie physiologique
peuvent nous procurer des émotions religieuses...
Toutes les fois que notre organisme reçoit un choc du
dehors, s'il n'en résulte ni douleur, ni malaise, ni même
un effort musculaire, mais une aspiration joyeuse,

1. Certains auteurs rattachent « le *totémis* » cette forme si particulière de la
religion aux hypothèses sociologiques.
2. Ribot, *Psychologie des sentiments*, p. IX.
3. *Religionsphilosophie... mit einem Vorwort von J. Baumann.*

un joyeux épanouissement de toute l'âme : c'est de la religion ».

La théorie physiologique peut revêtir une forme particulière, un peu différente de celle que nous venons d'exposer. S'appuyant sur l'étude du langage symbolique de certains mystiques qui empruntent des images à l'amour profane pour décrire leurs états d'âme, quelques auteurs voudraient rapprocher l'émotion religieuse des émotions sexuelles. Ces deux grandes catégories d'émotions auraient pour eux une même origine et un mécanisme analogue, le sentiment religieux n'étant qu'un équivalent psychique « intellectualisé » de l'amour. Les grandes époques d'exaltation religieuse coïnciderai t avec des crises physiologiques. La conversion sera ne crise d'adolescence et de puberté. « Les macé ions des saints et le dévouement des missionnaires ne seraient que des déviations de l'instinct qui porte les parents à se sacrifier pour leurs enfants. La nonne, condamnée à la vie la plus anormale, trouverait en Jésus-Christ le succédané imaginaire d'un objet d'affection plus terrestre[1]. »

Nous retrouvons en germe dans ces théories physiologiques une ébauche de la méthode et les divers éléments qui vont être développés et amplifiés dans les hypothèses pathologiques.

---

1. W. James, *L'expérience religieuse*, traduction F. Abauzit, p. 9. Cet auteur, critiquant ces théories, fait observer que l'homme religieux qui veut exprimer son émotion est bien obligé d'employer des métaphores empruntées à la vie émotionnelle. Les images tirées du boire et du manger sont tout aussi nombreuses chez les mystiques et il ne viendrait à l'idée de personne de rattacher le sentiment religieux à un phénomène digestif. Du reste, le sentiment religieux existe chez des jeunes enfants et chez des vieillards, qui ignorent encore ou qui n'éprouvent plus les troubles de la vie sexuelle.

I

LES HYPOTHÈSES PATHOLOGIQUES

a) **Les méthodes.**

Les théories physiologiques nous amènent par une transition toute naturelle aux *théories pathologiques.* Les partisans de l'hypothèse physiologique font jouer le principal rôle à l'organisme dans la production du sentiment religieux, mais ils admettent tous que ce mécanisme est normal, le processus de l'émotion religieuse étant analogue à celui d'une émotion normale quelconque. Dans les théories pathologiques, il n'en est plus de même. Le sentiment religieux est considéré comme un sentiment anormal, né d'un processus morbide ou d'un organisme malade.

Pour l'étudier, on ne s'adressera plus aux manifestations religieuses les plus élevées chez l'homme adulte, intelligent, ni même à ses diverses modalités plus simples chez l'enfant, le vieillard ou le sauvage primitif; on s'adressera uniquement aux malades. La psychologie des malades révèlera, pense-t-on, les éléments constitutifs du sentiment religieux tant cherchés, et qui paraissent insaisissables chez l'homme sain. « Les cas pathologiques, dit W. James, ont cet avantage d'isoler certains éléments de la vie mentale, ce qui nous permet de les observer en eux-mêmes, dégagés de ce qui les enveloppe d'ordinaire. Ils jouent dans l'anatomie de l'esprit un rôle analogue à celui du scalpel et du microscope dans l'anatomie du corps... Pour bien comprendre un phénomène, il faut que nous le voyions tantôt isolé, tantôt dans son milieu naturel, il faut que nous ayions étudié de près la série complète de ses variations[1]. » M. P. Janet

1. W. James, *op. cit.,* p. 21.

est aussi de cet avis. « Il n'est pas mauvais, dit-il, que la psychologie pénètre un peu dans le détail des différentes perturbations morales, au lieu de rester toujours dans des généralités trop abstraites pour être d'aucune utilité pratique. D'ailleurs, à un autre point de vue, l'homme n'est connu qu'à moitié s'il n'est observé que dans l'état sain; l'état de maladie fait aussi bien partie de son existence morale que de son existence physique[1]. »

Voilà ce que disent les partisans modérés de la méthode. Ils choisissent leurs sujets d'étude parmi les névropathes plus ou moins bien caractérisés, parmi ceux surtout qui vivent « aux frontières de la maladie » et qui, par conséquent, présentent toutes les formes de passage entre le normal et le morbide. Mais leur point de vue a été dépassé. A côté de cette théorie moyenne et en concurrence avec elle, on a édifié une théorie plus nouvelle aux prétentions plus ambitieuses et aux hypothèses plus hardies, dont les partisans considèrent MM. W. James, Janet et tous les psychologues de leur école comme des arriérés. Voici ce que dit un des adeptes de cette méthode nouvelle, bien connu par ses paradoxes psychologiques et ses diagnostics sensationnels : « La psychologie se confond avec la physiologie cérébrale... La psychologie religieuse est la science dont le cerveau des religieux de vocation et des dévots est le théâtre... Elle se confond avec la psychologie des dégénérés mystiques... Elle montre que les sujets physiquement et mentalement bien constitués sont des terrains impropres à la germination des idées religieuses; et, d'autre part, que ces idées se développent jusqu'à envahir le champ de la conscience chez certains psychopathes héréditaires, alors même qu'ils sont plongés dans un milieu intellectuel... Les affections du système nerveux et surtout

1. P. Janet, *L'automatisme psychologique*, p. 5.

les troubles mentaux sont de règle chez ces sujets. Beaucoup de prophètes eussent été internés dans des asiles d'aliénés (s'il y en avait eu); prophètes et religieux appartiennent à la famille psychopathique. »

Voilà la théorie formulée d'une façon précise. Elle peut se passer de commentaire, tant elle est simple dans son schéma brutal.

Les auteurs qui la professent étudient le sentiment religieux, non plus chez les névropathes dont le mécanisme de l'intelligence et la raison restent intact et qui gardent encore la faculté de s'analyser; ils s'adressent aux aliénés les plus atteints dans leur organisme mental, aux délirants aigus ou chroniques et en particulier aux délirants systématisés qui peuplent nos asiles et qui viennent grossir bien souvent le navrant troupeau des incurables. Ils étudient donc le sentiment religieux chez les personnalités où il est le plus monstrueusement déformé, sous prétexte que ces exagérations grossies, enflées démesurément font voir son mécanisme comme au travers d'un verre grossissant. Ils en tireront des lois générales qu'ils appliqueront purement et simplement à l'homme normal, comme si la psychologie normale pouvait être construite avec des données empruntées uniquement à la psychologie morbide!

Telles sont les grandes lignes justificatrices de la méthode. Il est vrai que tous ses partisans ne sont pas absolument d'accord sur les moyens qu'elle mettra en œuvre pour arriver à son but; mais où le désaccord grandit entre eux d'une façon vraiment déconcertante, c'est lorsqu'il s'agit de classer le sentiment religieux dans un cadre nosologique précis. Ici nous nous trouvons en face d'un certain nombre d'hypothèses très différentes entre elles et même contradictoires, qui nous obligeront à les exposer successivement dans un ordre un peu factice.

b) Hypothèse ultra-matérialiste.

La première hypothèse que nous rencontrons pourrait être appelée « *l'hypothèse ultra-matérialiste* ». Les partisans de cette théorie voient dans le sentiment religieux la traduction de modifications organiques anormales. Ils assimilent le sentiment religieux à une émotion pathologique dont la cause serait due à un trouble organique morbide, qu'une médication appropriée pourrait guérir. M. Féré[1], étudiant les émotions anormales, a dit que « les conditions physiologiques des états de conscience d'origine centrale ou cérébrale (émotions) et celles des états de conscience d'origine périphérique, interne ou externe (sensations), sont identiques, aussi bien à l'état normal qu'à l'état pathologique; les agents physiques, qui sont capables de modifier un état de conscience d'origine périphérique, sont aussi capables de modifier les états de conscience d'origine centrale ».

M. F. Widal[2], dans un discours récent, est allé plus loin encore : « Les sciences médicales, dit-il, pénétrant toujours plus dans l'étude des phénomènes morbides, s'élèvent, par étapes successives, du symptôme à la lésion, de la lésion au trouble fonctionnel, pour parvenir enfin à la connaissance des causes et du mécanisme de la maladie... C'est dans le domaine des actes élémentaires de la vie, dans le monde de la chimie moléculaire, que l'on trouvera l'explication dernière des phénomènes pathologiques. Tout, en nous, se réduit aux réactions des molécules ou de leurs agrégats; rien ne se produit dans notre organisme qui n'ait pour fondement une mutation de la matière, un acte de nutrition. »

Ce que Féré dit des émotions morbides et Widal des phénomènes pathologiques en général, nos auteurs l'ap-

---

[1]. C. Féré, *Pathologie des émotions*, p. vii.
[2]. F. Widal, *Les Orientations de la medecine*, in *Presse médicale*, 10 mars 1911.

pliquent au sentiment religieux. Ils en recherchent les causes dans les perturbations les plus profondes de l'organisme cellulaire. Pour eux, le sentiment religieux serait dû à « une certaine crase des humeurs », ou à « l'insuffisance de la nutrition », ou à « une mauvaise chimie élémentaire de la cellule nerveuse », ou à « une intoxication d'origine arthritique », ou à « un hyperamiboïsme des cellules nerveuses », ou à « la diminution des zones neuro-diélectriques des neurones corticaux », ou à « une auto-intoxication d'origine inconnue », etc.

Le psychologue W. James, qui a d'abord été un physiologiste, se moque spirituellement de cette tendance. Cette école croit avoir dit « le dernier mot sur saint Paul, en qualifiant sa vision sur le chemin de Damas de décharge épileptiforme... La répulsion de Georges Fox pour l'hypocrisie de son époque et son douloureux effort vers la sincérité spirituelle, ne sont que des symptômes de désordres intestinaux. Les profonds accents de désespoir de Carlyle s'expliquent par un catarrhe gastroduodénal... Bref, chacun de ces cas n'est, au fond, que la manifestation d'une diathèse, d'une auto-intoxication, due à un trouble fonctionnel de diverses glandes. Le matérialisme estime ainsi avoir réduit à néant l'autorité spirituelle des grandes personnalités[1] ».

Nous retrouvons dans ces essais d'explications les tendances de l'école organiciste moderne, qui s'efforce de classer les maladies en établissant des distinctions uniquement basées sur l'altération de structure des organes. Cette orientation positive, qui recherche la lésion matérielle dans toute maladie, a sa raison d'être et son utilité, mais elle ne doit pourtant pas être poussée à l'extrème, et surtout érigée en règle absolue. Les travaux les plus récents montrent, en effet, qu'il y a des maladies fonctionnelles où les lésions matérielles n'existent pas;

1. W. James, *op. cit.*, p, 13.

et d'autres, où elles n'interviennent que très indirecte-
ment, la maladie étant provoquée par des perturbations
dans les fonctions ou par un bouleversement dans leur
hiérarchisation. Quelle que soit, du reste, l'opinion
qu'on puisse avoir sur cette question de doctrine scientifique, l'immense majorité des théologiens, des psychologues et des physiologistes sont d'accord pour admettre que la religion met en œuvre un grand nombre
de facteurs divers, sentiments, émotions, idées, etc. Elle
est donc une fonction psychologique trop complexe
pour être expliquée par une simple modification pathologique locale. Il est évident qu'un grand nombre d'éléments divers doivent intervenir dans sa genèse. Nous
devons nous élever, au nom même des sciences d'observations, contre ces généralisations beaucoup trop hâ-
tives et quelque peu simplistes, qui n'apportent que des
solutions superficielles et purement verbales au pro-
blème religieux. Parler de l'influence d'une intoxication
hypothétique (?) sur laquelle on n'a aucune donnée précise, c'est faire reculer la difficulté en la compliquant,
c'est surtout se payer de mots et en revenir aux erre-
ments anciens, qui ont rendu les médecins de Molière
très célèbres... mais très ridicules !

Quel est le critère qui permet à nos auteurs d'affirmer
que le sentiment religieux est dû à un processus organique pathologique? Ils n'en fournissent point. W. James[1]
fait remarquer « qu'on pourrait tout aussi bien le dire
des opinions scientifiques que des émotions religieuses,
et, si nous avions une connaissance assez intime des
faits psychophysiques, nous nous rendrions compte
que l'état du foie, par exemple, exerce une influence
aussi décisive sur les assertions de l'athée le plus fa-
rouche que sur celle du méthodiste tourmenté par son
salut ». Le critère décisif de la valeur de la croyance, ce

[1]. *Op. cit.*, p. 14 et 18.

n'est pas son origine, mais l'ensemble de ses résultats. »
Bien avant W. James, le Christ avait dit : « On juge
l'arbre au fruit. »

Une conséquence de cette théorie ultra-matérialiste,
c'est qu'elle implique un déterminisme absolu. Le mal
moral, le péché, est un acte psychique comme tous les
autres. Il est toujours lié à un acte physiologique qui
le conditionne. Les vicieux, les criminels, à quelque
degré que ce soit, ne sont ni coupables ni responsables :
ils sont avant tout des malades. « Non seulement l'âme
n'est jamais malade que par contre-coup d'une maladie
du corps, mais ses maladies, l'ensemble des méchan-
cetés, des vices, des péchés de l'humanité, est le résultat
d'une altération anatomique ou d'une dégénérescence
du substratum physiologique. Un homme dont le corps
est totalement sain serait aussi une âme sans péché, un
saint. Si quelqu'un peut être considéré comme responsable d'une tare morale, ce ne peut être que dans la
même mesure où l'on est responsable d'avoir pris, par
imprudence, en s'exposant au froid ou à quelque con-
tagion, quelque fièvre ou un rhumatisme... On n'est pas
plus coupable d'avoir des idées de luxure que de souf-
frir d'étouffement dans une maladie de cœur ou de per-
foration d'intestins dans une fièvre typhoïde[1]. » Cette
idée a été exprimée d'une façon encore plus saisissante
par le docteur Dubois[2], de Berne : « Ne soyez pas sévère
pour ce jeune homme vicieux. Si vous pouviez sur-
prendre le désordre intime, intra-cellulaire (de son cerveau), vous verriez que là aussi il y a lésion légère, je
l'accorde, mais réelle. »

C'est la doctrine de l'irresponsabilité complète, du
péché-maladie[3]. Quelques théologiens allemands se sont

1. C. Durand-Pallot, *La Cure d'âme moderne*, Fischbacher, 1910, p. 119. Cet
ouvrage contient un bon exposé et une critique de ces théories déterministes.
2. Dubois, *Les Psychonévroses*, p. 37.
3. L'expression « *péché-maladie* » prête à confusion, car elle est employée dans

laissés entraîner par ce courant déterministe et ont accepté cette théorie presque sans restriction : « Maladie et péché, écrivait il y a quelque temps M. Jœger[1], ne sont que des noms différents donnés par la religion d'un côté et par la pathologie de l'autre au même dérangement des fonctions normales de l'entier organisme de l'homme, etc. »

La conséquence qui découle tout naturellement de cette théorie, c'est qu'il faut proscrire la cure d'âme telle qu'on la comprenait autrefois. On n'a pas assez de sévérités et de critiques pour cette méthode surannée qui a fait banqueroute. Aux apôtres de l'ultra-matérialisme il faut des méthodes nouvelles pour la rénovation de l'humanité. Dans l'éducation : ils remplaceront la pédagogie par la pédiatrie, le conseil et la persuasion par la suggestion hypnotique, l'enseignement moral et religieux par l'orthopédie rationnelle. C'est que « les préoccupations physiologiques tendent à remplacer les préoccupations religieuses d'autrefois; l'hygiène du corps a détrôné l'hygiène de l'âme... C'est par la vie animale que l'homme est grand, il faut le soigner, disait Bichat ». Et quelques-uns pensent que la meilleure manière de soigner son âme, c'est de cultiver son corps!

Loin de nous, certes, la pensée de vouloir rabaisser l'hygiène physique, elle nous parait être l'adjuvant

---

des sens très différents. Il ne faudrait pas confondre la théorie de M. Jœger avec celle de quelques théologiens français et en particulier celle du professeur Henri Bois, qui emploie aussi ce vocable. Pour ce dernier, le péché-maladie est le péché inné, héréditaire, fatal : le péché de la race. La puissance de l'hérédité et de la solidarité humaine peuvent faire que l'homme ne discerne pas le bien ou ne soit pas capable de l'accomplir. Dans ces conditions il pèche par ignorance ou par impuissance et ne saurait être rendu responsable. Mais à côte de ce *péché-maladie* il y a le *péché-coulpe*, qui lui n'est ni fatal ni inné; il s'accomplit en toute connaissance de cause. Celui qui le commet a le sentiment très net qu'il est librement consenti. Il est donc personnel et conscient et par conséquent il implique une responsabilité.

1. Jœger « Péché ou Maladie », *Revue de la psychologie des religions et des questions médico-théologiques*, p. 112, 1905.

2

utile, indispensable de l'hygiène morale, et nous voudrions qu'on lui fit une place toujours plus grande dans
nos écoles primaires et secondaires, et dans nos facultés.
L'intelligence ne doit jamais se développer aux dépens
du muscle, mais l'hygiène physique ne doit pas devenir
non plus le but unique de nos efforts.

Comme les ultra-matérialistes, et tout autant qu'eux,
nous reconnaissons, pour le relèvement moral, l'utilité
des soins physiques à donner à certaines personnalités
tarées, chez lesquelles les vices et les passions sont
liés à certains états morbides. Nous voudrions voir se
multiplier en France, les asiles-hôpitaux pour le relèvement des alcooliques invétérés, les « homes » de
refuge pour la protection des femmes de mauvaise vie,
les instituts médico-psychologiques pour les enfants
dévoyés ou vicieux, les écoles de plein air pour les
enfants dégénérés des faubourgs, les gouttes de lait
pour les nourrissons débiles... Mais nous ne croyons
pas qu'on arrive au relèvement véritable par la simple
hygiène ou la thérapeutique physique. L'homme n'est
pas seulement un corps, il est aussi une âme, une personnalité morale qui a des aspirations vers l'idéal qu'il
faut satisfaire, tout autant que sa faim ou sa soif physique.

Il faut lui donner une force qui le soulève et l'entraîne
au-dessus de ses passions et de toutes les formes inférieures de l'animalité qui le tiennent enchaîné. On
commence à le comprendre, même dans les milieux qui
n'ont pas été influencés par les idées religieuses, et sous
le nom de psychothérapie, le XXe siècle voit naître une
méthode de traitement moral qui n'est qu'une forme
nouvelle de la vieille cure d'âme tant décriée!

c) Hypothèse de l'atavisme.

Le sentiment religieux s'expliquerait pour quelques
auteurs par certaines particularités de l'hérédité. Cette

grande loi, en vertu de laquelle « tous les êtres tendent à se répéter dans leurs descendants », est fort complexe. Les types qui se succèdent ne se ressemblent pas absolument. Les descendants ne sont pas un calque précis des ascendants. Certains caractères, certains attributs, propres à une espèce, peuvent s'atténuer et même disparaître après plusieurs générations successives. Quelquefois aussi, on voit, sans cause connue, réapparaître ces caractères, alors qu'on les croyait depuis longtemps perdus. Lorsque l'hérédité ancestrale se manifeste par la production chez un descendant d'un caractère, d'une tare qui semblait en voie de disparition dans l'espèce, on dit qu'il y a « atavisme ». C'est par *l'atavisme* que certains psycho-physiologistes expliquent la perpétuation au XXᵉ siècle du sentiment religieux.

Ces auteurs adoptent la théorie d'Auguste Comte. Pour eux, comme pour l'illustre philosophe positiviste, l'évolution religieuse de l'humanité depuis les temps lointains de l'âge de la pierre aurait passé par cinq grandes étapes : le fétichisme, le polythéisme, le monothéisme et le positivisme. Nos modernes philosophes ajoutent même une sixième période : la période de l'athéisme intégral qui est pour eux le faite, l'ultime aboutissement des progrès humains.

Les superstitions passées ne sont pas totalement disparues. Non seulement on les retrouve chez les sauvages actuels, mais encore elles existent à l'état de traces à peine perceptibles dans le cerveau de l'homme civilisé. Nul n'en est exempt. Elles forment, à l'état d'éléments inconscients, comme des couches concentriques qui se superposent en quelque sorte et qui rappellent par leur succession notre lointain passé. Il en est de même dans les couches profondes du sol, aujourd'hui couvertes par nos champs fertiles, où l'on retrouve des débris fossilisés qui sont les mystérieux témoins des âges reculés et qui permettent de reconstituer leur histoire. L'évolution intellectuelle de chaque individu le fait passer par les grandes étapes que l'espèce tout entière a parcourues dans son développement historique. A une certaine période de la vie, l'enfant a l'état d'âme des fétichistes, puis des polythéistes, puis des monothéistes... jusqu'au jour où il arrive à l'état d'homme fait, où il acquiert une parfaite indépendance à l'égard du sentiment religieux. Alors les superstitions anciennes semblent extirpées définitivement pour faire place nette à la science positiviste et à l'athéisme intégral.

En réalité, constatent avec tristesse nos auteurs, il arrive souvent que les idées religieuses que l'on croit disparues ne sont que couvertes et masquées par le développement intellectuel. Qu'un événement quelconque amène un bouleversement du psychisme et les strates sous-jacentes seront mises à nues, et il pourra revenir à la mentalité du sauvage ou du troglodyte des âges primitifs. « Le très grand nombre des erreurs mystiques dont sont formées les religions ne sont que des survivances », que des « revenants » des siècles passés. L'école italienne (Lombroso et ses élèves) qui a mis en avant cette théorie ne voit dans tout phénomène religieux qu'une manifestation « d'atavisme ». Les tendances religieuses peuvent être considérées comme « la réapparition d'une superstition subconsciente » (Meynert) ou « une sorte de retour à l'état fétichiste » (Sémerie). Elles seraient « une fatalité nécessaire de l'esprit humain » (Marie).

C'est cet atavisme qui expliquerait, d'après le Dr Thulié, « le peu de solidité des données positives et scientifiques sur lesquelles sont établies les convictions de certains libres-penseurs, quelquefois des plus bruyants! C'est ce qui explique aussi, malgré l'apparence d'un mouvement progressif dans les idées, le grand nombre de baptêmes, de mariages religieux, de premières communions et... le petit nombre d'enterrements civils ».

Ainsi donc, d'après ces auteurs, l'atavisme tend à créer au milieu des générations saines et fortes, un type ancestral religieux qui serait une variété disparue, représentant une autre race fruste et inférieure. Cet atavisme ne frappe pas indistinctement tous les enfants d'une même famille. Il ne frappe que quelques individus, et c'est ce qui explique que dans toute famille il puisse y avoir des enfants normaux... areligieux (!) et des enfants plus ou moins anormaux... religieux (!) C'est ce qui fait comprendre comment dans des familles de croyants, où s'exerce tous les jours la suggestion religieuse, il puisse y avoir des enfants sceptiques.

Nos auteurs appliquent purement et simplement aux hommes religieux la théorie des *types dissemblables* de Morel[1]; en partant de ce point de vue, tout à fait arbitraire, que les enfants religieux sont des anormaux représentant une déviation de la race.

Pour qu'on puisse considérer la religion comme un signe d'atavisme, il faudrait qu'on pût aussi prouver que l'humanité l'a abandonnée pendant de longs siècles et qu'elle réapparaît, spontanément et sans cause, dans sa forme primitive et inférieure. Or, depuis l'aube lointaine de la préhistoire jusqu'à nos jours, les hommes se sont transmis, sans interruption, de génération en génération le flambeau sacré de la religion. Ce ne sont pas les intelligences les plus médiocres, les cerveaux les plus débiles qui l'ont fait briller d'un plus vif éclat, ce sont au contraire des esprits supérieurs de toute catégorie, des penseurs de tout ordre.

---

1. « Des individus issus de mêmes parents peuvent être non seulement dissemblables entre eux au point de vue de la physionomie ainsi que des qualités intellectuelles et affectives..., mais n'offrir avec leurs ascendants directs aucune similitude, aucune ressemblance, ils n'ont ni le même tempérament, ni les mêmes habitudes, ni le même caractère... Ces sujets subissent à quelque degré l'influence d'une hérédité morbide... » (*De l'hérédité morbide progressive*, « Arch. gén. de médecine », p. 395, 1867.)

Le sentiment religieux est demeuré — comme tous les autres sentiments du reste — identique à lui-même dans son fond; mais l'ensemble des idées qu'il a contribué à faire naître, la forme religieuse dans laquelle il s'est moulé a participé aux progrès humains. La philosophie religieuse s'est constamment épurée, affinée, intellectualisée. Dans le christianisme, son expression dernière, elle peut satisfaire les aspirations les plus hautes des consciences les plus délicates, comme aussi servir de fondement solide aux spéculations les plus élevées.

d) Hypothèse de la dégénérescence.

D'autres, pour expliquer la religion, utilisent encore certaines données fournies par l'hérédité prise à un point de vue différent de celui que nous venons d'étudier. Ils pensent que le sentiment religieux serait dû à « *la dégénérescence* ».

On sait que l'accumulation de certaines influences héréditaires, encore mal précisées, peut produire chez les descendants un état particulier de déséquilibration psychique caractérisé par « un défaut d'harmonie et de pondération entre les diverses facultés et les divers penchants ».

La dégénérescence, qui fait sentir son influence au moment du développement de l'individu, ne produit pas une maladie proprement dite, mais plutôt des anomalies, des défectuosités dans l'état mental, qui, lorsqu'elles présentent une certaine constance, sont connues sous le nom de stigmates psychologiques ou mentaux. Ils peuvent coexister avec des qualités de cœur et d'esprit les plus remarquables, car les stigmates ne portent pas en général sur telle ou telle faculté particulière, « mais plutôt sur leur rapport réciproque ». C'est surtout le caractère qui est altéré bien plus que les facultés rationnelles, intellectuelles ou morales. Les dégénérés manquent surtout de pondération d'esprit, ils sont avant tout des déséquilibrés, en synthétisant sous ce vocable extensif des notions plus connues sous le nom de bizarrerie, d'excentricité, d'originalité, etc. La déséquilibration mentale est, dans le domaine psychique, l'équivalent de l'asymétrie dans le domaine physique.

Essayons de faire le portrait psychologique de « ces dégénérés supérieurs », comme on les appelle quelquefois, en groupant et synthétisant les principaux traits qui les caractérisent et qui, dans la réalité, ne se trouvent pas toujours réunis chez le même individu.

Ils ont presque toujours certaines qualités, certains goûts dominants qui se développent au détriment de certains autres. Ces natures sont faites de contrastes heurtés. A côté de qualités démesurément développées on en trouve d'autres réduites à l'état embryonnaire. Ce sont ces lacunes, qui se manifestent à des degrés divers, qui donnent l'impression qu'ils manquent d'équilibre. « Ce sont des êtres complexes, hétérogènes, formés d'éléments disproportionnés, de qualités et de défauts contradictoires, aussi bien doués par certains côtés qu'ils sont insuffisants par d'autres. Dans l'ordre intellectuel ce sont souvent des sujets brillants à l'intelligence toujours en éveil, possédant à un haut degré les facultés d'imagination, d'invention, d'expression, c'est-à-dire les dons de la parole, des arts, de la poésie. » (Régis.)

Ils sont très émotifs, très impressionnables. Ils ont des sympathies et des antipathies soudaines et très vives. Leur sensibilité morale est d'une délicatesse excessive ; ils éprouvent pour des futilités des chagrins violents et ont des remords exagérés pour des peccadilles. Ils sont très accessibles à la tristesse et même à la mélancolie. Leurs sentiments sont du reste très mobiles, ils passent du rire aux larmes, de l'attendrissement à la colère sans transition. Ils poussent leurs passions aux extrêmes, mais elles sont de courte durée.

Leur volonté est faible et débile. Ils sont capables d'un très grand effort passager, mais il a toujours une durée très courte et ils retombent vite dans le découragement et le désespoir. Ils se laissent impressionner par des sentiments divers et contradictoires, aussi sont-ils versatiles, passant très rapidement d'un projet à l'autre, changeant sans cesse d'occupation et ne pouvant se fixer à rien de précis. Ils manquent d'esprit de suite, leurs efforts désordonnés ne produisent pas tous les résultats qu'il faudrait. Manquant de persévérance ils atteignent rarement le but qu'ils s'étaient proposé.

Ce sont en général des natures généreuses qui s'enthousiasment facilement pour toutes les nobles causes, mais ils se laissent entraîner à des « emballements » irréfléchis qu'ils ont lieu de regretter plus tard. On les trouve toujours à l'avant-garde de tous les mouvements qui agitent les foules.

En somme, ce qui leur manque d'une façon plus ou moins complète : « c'est l'équilibre, le jugement, la rectitude d'esprit et surtout la continuité, la logique, l'unité de direction dans les productions intellectuelles et les actes de la vie ». Ce sont des utopistes, des théoriciens, des rêveurs, des originaux, des excentriques...

Sous prétexte que certains mystiques ont présenté des caractères de déséquilibration, quelques psycho-physiologistes posent le principe assez inattendu, que le sentiment religieux est un signe de dégénérescence.

La dévotion, disent-ils, ne s'observe que chez les émotifs, les sentimentaux, les hypersuggestibles... Comme chez les peuples enfants, elle ne frappe chez les peuples adultes que « les dégénérés dont le cerveau est une cire molle qui reçoit toutes les empreintes. Incapables d'observation et de réflexion soutenues, ils acceptent comme parole d'évangile toutes les idées qu'on leur impose. Ce sont eux qui constituent les sectes religieuses, les partis politiques que la passion seule domine, depuis

les réactionnaires farouches jusqu'aux anarchistes exal-
tés... Ils passent d'un groupe à l'autre avec la plus
grande facilité. Plusieurs courtisanes sont devenues des
saintes. Nombre d'assassins sont entrés aux monastères.
Et que d'anarchistes sont des mystiques dévoyés!...
Chez eux les émotions et les passions, l'enthousiasme
inconsidéré, la haine virulente et la peur morbide
rendent difficile, sinon impossible le raisonnement,
et leurs gestes impulsifs peuvent ouvrir sous les pas
du chercheur tranquille des fumerolles et des cra-
tères[1] ».

Passant leur vie à étudier des névropathes, l'instinct
critique de nos auteurs est comme déformé et mis en
défaut. Fascinés eux aussi par leurs sujets, ils ne voient
que de l'anormal partout. Ils arrivent même à ne plus
discerner l'élément intellectuel que contient toute philosophie religieuse vraiment digne de ce nom. Que
dis-je, ils n'apprécient même plus la haute valeur morale
des mobiles qui poussent les croyants à l'action bonne,
et qui leur a permis d'organiser les magnifiques œuvres
sociales de relèvement ou de charité que les esprits les
plus indépendants admirent sans réserve.

Pour eux, ce ne peuvent être que des anormaux ces
hommes religieux qui, à l'imitation du Christ, poussent
l'utopie jusqu'à avoir « l'amour exagéré des pauvres,
des infirmes, des affligés ». Leur sens moral doit être
perverti, car ils manifestent « une indulgence coupable
en pardonnant trop facilement les offenses aux mal-
faiteurs avérés, aux femmes adultères, aux vicieux en-
durcis ». Leur émotivité est anormale, « car ils ont des
apitoiements sans colère et sans révolte contre la société
coupable ». Leur volonté est atrophiée, car ils préco-
nisent « la soumission aux lois et le respect au gouver-
nement établi au lieu d'encourager à la lutte à

---

1. Binet-Sanglé, *Les Prophètes juifs*, p. 23.

outrance contre un état social imparfait ». Ils sub-
stituent à l'idéal de l'homme normal « fait de justice
et d'énergie virile, un idéal fait de mièvrerie sentimen-
tale ».

Nos auteurs apportent pourtant quelques correctifs à
ce jugement sévère qui pourrait être interprété comme
une condamnation sans appel. Il ne faudrait pas, disent-
ils, attacher de parti-pris un sens péjoratif au mot
dégénéré. Les caractères acquis par dégénérescence
peuvent avoir quelque utilité. C'est par eux qu'on
arrive à modifier les différentes races animales et à les
adapter à des buts spéciaux... « Il en est de même dans
l'espèce humaine où le rôle du dégénéré est primordial
en science, en art, en politique, en religion. La société
ressemble à une machine qui, pour bien fonctionner, a
besoin d'organes fort divers. Ils n'ont pas tous le même
volume, le même poids, la même résistance, ils ont
tous la même valeur : Le déclic vaut l'arbre de couche. L'arbre de couche c'est l'homme normal, sain et
robuste, plein de bon sens et d'énergie rythmée. Le
déclic, c'est le dégénéré. Le dégénéré constitue un des
éléments du progrès. C'est lui qui le plus souvent fait
les découvertes, institue les réformes, hâte les évolu-
tions, suscite et dirige les révolutions... Ne le méprisons
pas ; mais suivons le bon sens populaire qui pardonne
en faveur des services qu'ils rendent[1] ».

Le dégénéré religieux aurait donc une valeur sociale,
mais elle serait analogue à celle du barde antique. Il
serait le rêveur poursuivant un idéal surhumain, le
chevalier errant, défenseur des vieilles causes oubliées,
l'utopiste allumeur d'enthousiasmes éphémères. Son rôle
n'est pas inutile, car il fait passer un peu d'illusion et
de joie dans l'âme d'une humanité aux préoccupations
terre à terre, il réveille ses plus nobles aspirations en-

1. *Op. cit.*, p. 17.

dormies et illumine de clartés fulgurantes sa vie terne et monotone[1].

Devant une aussi profonde méconnaissance de la psychologie religieuse vraie on ne peut éprouver qu'une grande tristesse. On se demande vraiment quelle informe caricature du sentiment religieux ces auteurs ont étudiée ou quel mobile les poussent à méconnaître systématiquement l'élément essentiel de la religion!

Heureusement les faits sont là qui montrent que le sentiment religieux normal n'est pas une cause de deséquilibration psychologique ou de désorganisation mentale, mais qu'il est, au contraire, une force de cohésion et de concentration, c'est-à-dire d'équilibre pour l'esprit. Il n'est pas un éteignoir sur les cœurs ou sur les intelligences, il est une puissance qui pousse en avant vers le bien.

Les hommes profondément religieux ne sont ni des poètes qui vivent dans l'irréalité du demi-rêve, ni des instables au but changeant, ni des égoïstes aux goûts versatiles, qui font tourner leurs préoccupations autour de leur moi étriqué et peu intéressant.

Ils sont avant tout des hommes d'action, qui ont au cœur un grand amour. Le but qu'ils poursuivent avec persévérance est de travailler au bien de l'humanité et de faire briller la joie dans tous les cœurs, en essayant de rapprocher tous les hommes entre eux comme des

---

1. Ces auteurs lui appliqueraient volontiers les paroles célèbres du *Don Quichotte* de Richepin :

Quelques-uns ont germé, des bons grains que je sème.
Ce n'est donc pas en vain qu'ici bas j'ai passé.
Les rêves dont je meurs, des fleurs en ont poussé.
O pauvres hommes, dans votre val de misères
Ces irréelles fleurs d'en haut sont nécessaires
Autant, et plus encor, certes à votre bien,
Que la réalité du pain quotidien.
Et vous la méprisez pourtant cette ambroisie :
Beau, vrai, grand, idéal, justice, poésie!

frères, en leur apprenant à mieux connaître et à servir le Père céleste.

c) Hypothèse de la névrose.

1. Une autre théorie, très à la mode à l'heure actuelle, considère le sentiment religieux comme *une manifestation névropathique*. Ce terme, d'une imprécision commode et peu compromettante, est employé assez volontiers en psychologie pour qualifier des troubles psychiques légers et sans gravité. Prise dans son sens vague et général, cette épithète n'est pas très méchante : on est toujours le névropathe de quelqu'un!... Mais où l'accusation devient grave, c'est quand, prenant cette notion au sérieux, essayant de la préciser avec une rigueur scientifique, certains psychologues prétendent établir non seulement un parallélisme entre la névrose et le sentiment religieux, mais encore et surtout un rapport de cause à effet.

Le mot de *névrose* n'est pas très ancien, mais les symptômes qu'il désigne ont été connus de tout temps. On leur donnait autrefois des appellations générales et toujours un peu vagues : maladies vaporeuses, maladies extraordinaires, maladies imaginaires, etc., noms qui indiquent que les auteurs anciens avaient été surtout frappés par la singularité de leurs caractères. L'imprécision de ces termes montre qu'ils n'avaient qu'une connaissance très superficielle de la cause de ces maladies. Pendant longtemps, même après que le mot eut été créé, toute affection qui n'entrait pas dans un cadre déterminé et qui avait une allure singulière et inexplicable était systématiquement classée parmi les névroses. De là, un ensemble chaotique et disparate de symptômes morbides rapprochés très artificiellement et qui n'avaient entre eux aucun lien de parenté; de là aussi, le sens péjoratif donné à ce mot par le public.

Aujourd'hui, après un travail important d'analyse et

de clarification, on est arrivé à réduire et à préciser cette notion de névrose. Bien que les différents spécialistes s'occupant de ces questions n'aient pu formuler une définition unique[1], leurs conceptions sont pourtant voisines, et on peut dire qu'elles ne diffèrent que par des nuances.

On considère généralement les névroses comme des « maladies psychologiques[2] », c'est-à-dire des maladies qui sont caractérisées par « *l'intervention de l'esprit, des représentations mentales dans tous leurs symptômes[2]* ». Chez elles, c'est l'idéation qui crée ou entretient les désordres fonctionnels.

Parmi les représentations mentales causes des névroses, M. Bernheim et son école donnent la prépondérance à l'idée suggérée. La suggestion, dit-il, est « l'acte par lequel une idée quelconque est introduite dans le cerveau et acceptée par lui[4] ». Les états nerveux morbides, les névroses, seraient donc essentiellement caractérisés par des *troubles suggestifs*. « Les névropathes, dit M. Dubois, sont des malades imaginaires justiciables du seul traitement par la suggestion. » Pour M. Babinski, cette prédisposition particulière à la suggestibilité doit prendre un nom spécial : il l'appelle

---

1. Tout le monde admet que ce sont des maladies « dans lesquelles les fonctions du système nerveux sont altérées sans que, dans l'état actuel de nos connaissances, on y puisse connaître pour cause première une altération matérielle locale, nécessaire des organes ». (Sandras.) Il faut avouer que cette définition toute négative est bien insuffisante.

2. P. Janet, *Automatisme psychologique*, p. 120.

3. Dr Dubois (de Berne), *Les Psychonévroses et leur traitement moral*, p. 18.

4. D'après M. Bernheim le mot *suggestion* a un sens très étendu. Il comprend sous ce vocable, non seulement la suggestion hypnotique, mais aussi la persuasion, le conseil, la prédication. C'est en somme une influence psychique quelconque, extérieure, s'exerçant sur une personnalité. Cette définition est trop extensive; des travaux récents montrent que la suggestion à l'état de veille (persuasion) a des caractères différents de la suggestion hypnotique; l'une s'adresse au psychisme supérieur, à la personnalité consciente; l'autre fait agir le psychisme inférieur, elle n'agit que sur les centres automatiques.

pithiatisme [1] (état psychique qui se manifeste par des troubles guérissables par la persuasion). Elle serait pour lui la caractéristique essentielle et une des principales manifestations des états névropathiques hystériques.

D'après cette théorie, les névropathes sont des malades qui souffrent par suggestion et se guérissent de même et sans aucune médication. Il suffit de leur persuader qu'ils sont guéris pour qu'ils le soient. Ce qui caractérise leur état d'esprit, c'est donc une grande suggestibilité, ou, pour parler plus simplement, une grande crédulité.

S'emparant de cette notion, certains auteurs ont voulu par elle expliquer l'origine de la religion. Ils posent en principe que tous les gens religieux présentent une prédisposition anormale à « la suggestibilité ». Cette crédulité serait tellement exagérée chez eux, qu'elle constituerait une véritable tare névropathique. C'est grâce à cette tare que la religion a pu être fondée autrefois et se perpétuer à travers les âges. Avec cette hypothèse, disent-ils, les problèmes si difficiles de l'origine de la religion et de son développement se résolvent aisément.

Lorsque, dans les temps préhistoriques, les premières ébauches des sociétés humaines se constituèrent, les clans primitifs devaient être areligieux (??), mais des individualités plus intelligentes ou plus habiles ont pu exercer, par des pratiques de magie fruste, une profonde suggestion sur les cerveaux de quelques primitifs plus faibles ou plus névropathes que le reste de la tribu. Leur crédulité « hyperexcitée », ils ont contagionné les éléments sains de la peuplade, qui les ont suivis, mais de loin. C'est ainsi que les cérémonies religieuses, les rites et le sacerdoce ont été établis, et, à leur tour, ils ont contribué à perpétuer les suggestions dans les géné-

1. *Revue neurologique*, p. 1074, année 1901.

rations qui ont suivi. Nous voyons ce phénomène se produire tous les jours.

Sous l'influence du prêtre ou du directeur religieux, des idées nouvelles étrangères à la famille ou à la race apparaissent et s'implantent dans l'esprit des sujets particulièrement prédisposés. Elles ne restent pas inactives, et, comme les mauvaises graines, elles germent et portent bientôt des fruits. S'appuyant sur des tendances inconscientes qui viennent les colorer, les fortifier, elles deviennent des croyances qui seront acceptées par le sujet, sans discussion, comme une réalité expérimentale. Il les fait siennes et les associe si bien à sa mentalité qu'elles finissent par faire partie intégrante de sa personnalité. Les raisonnements les plus justes, les démonstrations les plus rigoureuses seront incapables de les extirper. Pour les supprimer, il faudrait dissocier « le *moi* ».

Elles pourront même se développer d'une façon tellement excessive, qu'elles arriveront à croître au détriment de la personnalité, sans participation de la volonté et contre les désirs mêmes du sujet. Elles sont comme ces parasites qui se développent dans les organismes vivants, et qui, non seulement les épuisent en suçant leur substance, mais encore les font servir à une fin qui n'est pas la leur. Elles pourront créer une sorte de personnalité seconde dont les tendances, les désirs irrationnels seront en contradiction absolue avec ceux de la personnalité normale. Celle-ci pourra bien entrer en lutte avec cette intruse, mais elle sera vaincue irrémédiablement...

Une conséquence de cette suggestion, disent toujours nos auteurs, c'est un « *rétrécissement du champ de la conscience*[1] », c'est-à-dire une diminution de la richesse

---

1. M. Janet a appelé *champ de la conscience* « le nombre le plus grand des phénomènes simples qui peuvent être réunis à chaque moment, qui peuvent être

et de la variété de la vie psychologique. L'homme religieux se désintéresse de tout ce qui l'entoure. Lorsqu'il
est absorbé par sa vision intérieure, dit Murisier[1] « non
seulement il se retire dans la solitude, mais il devient
à peu près indifférent à tout ce qui n'est pas l'objet
immédiat de sa contemplation. Le détachement, cette
vertu suprême de l'ascète implique, lorsqu'il est parfait,
l'affaiblissement graduel des sentiments sociaux », « Je
n'ai rien à faire au dehors », disait Jean von Ruysbrœck.

L'exagération même de ce rétrécissement peut aboutir
à l'extase qui, sous sa forme la plus complète, est un
monoïdéisme absolu accompagné d'états somatiques
très particuliers qui rappellent certains états névropathiques.

Enfin, dernière similitude avec les névroses, les personnes religieuses seraient souvent des faibles, des
déprimés, des pessimistes qui ont besoin d'être toujours
soutenus, encouragés « elles se trouveraient dans un
état permanent de dépression analogue à celui que l'on
constate dans l'hystérie et dans la fièvre typhoïde[2] ».
Pascal n'a-t-il pas dit lui-même que « la maladie est
l'état naturel du chrétien? » De là, ce besoin intense de
chercher des forces à l'extérieur, de puiser en dehors
d'eux-mêmes à une source d'énergie inconnue, des
secours spéciaux qu'ils appellent « la grâce divine ».
Lorsque cette aide bien hypothétique ne vient pas, ils
s'adressent à leur directeur de conscience qui les en-
courage, les morigène et cherche à faire renaître en
eux, par la suggestion, un enthousiasme toujours prêt à

simultanément rattachés à notre personnalité dans une même perception personnelle ». Le *rétrécissement du champ de la conscience* « est une certaine faiblesse
morale consistant dans la réduction du nombre des phénomènes psychologiques
qui peuvent être simultanément réunis dans une même conscience personnelle ».
Automatisme psychologique, p. 191 et *Névroses*, p. 339.

1. Murisier, *Les maladies du sentiment religieux*, p. 9.
2. Dr Charbonnier-Debatty, *Maladies des mystiques*.

s'éteindre. L'homme religieux serait donc absolument déterminé par une personnalité étrangère. « Le dévot paraît libre. Cérébralement il ne l'est pas. Relié un instant à son suggestionneur par des trajectoires comparables à ces rayons électriques qui, dans la télégraphie sans fil, relient l'appareil transmetteur à l'appareil récepteur, il a été cohéré d'une manière durable et porte la marque de son agrégation. »

Et nos auteurs concluent : « Aucun dévot n'est une individualité, une personne, il n'est qu'un malade que la suggestion fait marcher. »

Voilà une explication du phénomène religieux très simple sans doute, mais vraiment trop superficielle. Que la suggestion ait pu jouer un certain rôle dans la propagation du sentiment religieux parmi les foules, nous l'admettons aisément, mais qu'elle ait créé de toute pièce et entretenu à elle seule l'idée religieuse et le sentiment religieux pendant des siècles, cela nous paraît impossible. Comme le fait remarquer M. Delacroix, la tradition avec ses suggestions imposées ne suffit pas à expliquer le mysticisme. « A chaque mystique, il y a commencement, invention..., spontanéité intuitive et constructive[1]. » Le vrai mystique ne copie pas, il crée. Son mot d'ordre ne vient pas du dehors, mais du dedans. Il nous paraît difficile de comparer les résultats produits par la foi religieuse à ceux produits par les suggestions pratiquées, dans les laboratoires de psychologie ou les cliniques de maladies nerveuses, sur des sujets triés sur le volet et spécialement entraînés à ce genre d'exercice. La foi que la suggestion inspire s'épuise vite, elle « n'est ni nourrissante, ni fructifiante au point de vue moral; elle ne produit rien de solide; elle ne résiste pas à l'action dissolvante et réductrice de la durée; elle se solde toujours en fin de compte par un

1. H. Delacroix, *Etude d'histoire et de psychologie du mysticisme*, p. 357.

échec où se dévoile son caractère mensonger[1] ». La
suggestion, par la renonciation à tout contrôle personnel, exagère la tendance à l'aboulie; elle favorise
la production des automatismes psychologiques et
aboutit finalement à la dissociation partielle de la personnalité...

Le sentiment religieux vrai pousse au contraire à
l'effort personnel qui seul réalise la synthèse énergique
des éléments constitutifs du moi. Il fortifie la volonté
et développe le pouvoir de la personnalité consciente
dont tous les efforts doivent converger vers un but précis.
Pour l'atteindre, le croyant est obligé de contrôler et de
critiquer ses expériences, de combattre tout ce qui serait
en lui une cause de faiblesse ou de chute. Il est amené
à développer ses facultés de réflexion et de discerne-
ment. La religion réalise donc pour le chrétien une
puissante unité de toutes les forces morales, intellectuelles et affectives. Elle lui permet d'effectuer des
expériences religieuses profondes qui lui apparaissent
comme une source de forces spirituelles « qui sont
créatrices de vie féconde, agrandissante, enrichissante,
et qui, physiquement et moralement, aboutissent de
toutes parts au plus être... qui ont pour caractère
constant de mettre fin aux luttes intérieures, de produire une impression de calme, de paix; de conférer des
vertus que le sujet n'aurait pu acquérir par lui-même[1] ».
La religion est, en un mot, une puissance dynamogé-
nique pour le cœur, la pensée et la volonté.

Il y a eu des croyants, il est vrai, qui, entraînés par un
faux mysticisme ou par une conception erronée de la
vie, se sont retirés dans des thébaïdes ou séquestrés
dans des cloîtres; d'autres qui ont rétréci systématiquement leur horizon intellectuel et moral épuisant leur

---

1. H. Bois, *La valeur de l'expérience religieuse*, p. 101.
2. H. Bois, *op. cit.*, p. 141.

activité à la recherche d'une extase qui leur procurait des jouissances morbides. La religion dans son ensemble ne saurait être rendue responsable de ces exceptions ou de ces erreurs. Le sentiment religieux développe les sentiments altruistes, il est une puissance de transformation individuelle et sociale.

C'est ce qui explique que les hommes religieux ont été à toutes les époques de fortes personnalités, trempées pour l'action et capables de remonter les grands courants d'opinion, comme de vaincre les préjugés séculaires. A qui pourra-t-on faire croire que des hommes comme saint Paul, le grand missionnaire des Gentils; saint Vincent-de-Paul, l'organisateur de la charité en France; Newton, John Bost ou Livingstone (je ne cite que les noms qui me viennent à l'esprit en ce moment), ont été des malades que la suggestion fait marcher? Ce qui n'est pas exact pour ces grandes personnalités religieuses, ne l'est pas non plus pour le modeste croyant dont la foi ne s'appuie pas seulement sur les opinions d'autrui ou sur une autorité extérieure, mais sur son expérience vécue.

2. Une autre conception admet que la névrose est essentiellement constituée par deux facteurs :

1° Un *état d'émotivité* particulier, passager ou durable, accidentel ou constitutionnel.

2° Un *choc émotionnel*, « sans l'émotion il n'y a pas de névrose[1] ».

L'émotion, quel que soit son mécanisme intime ou sa nature[2], agit en faisant prédominer dans la conscience

---

1. Déjerine, *Les manifestations fonctionnelles des psychonévroses*, p. 357.

2. Pour *Herbert Spencer* les émotions sont des états de conscience qui viennent du centre, tandis que les sensations sont les états de conscience qui viennent de la périphérie. (*Principe de psychologie*, I, p. 168).

Pour *les classiques* « les émotions sont des états de conscience agréables ou pénibles qui ont pour cause un phénomène psychologique antécédent. Elles se

un sentiment unique, une idée exclusive. Elle provoque non seulement un état affectif unicolore, mais aussi un monoïdéisme exclusif et en cela elle est désorganisatrice de l'être psychique normal. Que sous l'influence d'une émotion quelconque (peur, colère, etc.), un sujet soit mis en émoi, il se manifestera tout de suite dans son esprit un bouleversement extraordinaire, très analogue à celui que produit un choc, un heurt violent sur les organes et qui les laisse pour un instant non seulement endoloris, mais encore dans l'incapacité de fonctionner. L'attention se porte brusquement et se fixe sur la cause de l'émotion, qui l'absorbe tout entière. Le cours normal des pensées est suspendu, les facultés de raisonnement, le sens critique sont annihilés, la volonté s'affole. L'être entier subjugé par l'émotion intense qui le fait vibrer toujours dans le même sens, se laisse entraîner par une tendance unique qui domine tout.

« L'émotion a une action dissolvante sur l'esprit et le rend pour un moment misérable. Les émotions déprimantes surtout, comme la peur, désorganisent, désagrègent les synthèses mentales... fragmentent et disséminent tous les systèmes d'idées de représentations ou d'images...; et si l'on peut ainsi dire, leur action est analytique par opposition à celle de la volonté, de l'at-

---

d'stinguent des sensations en ce qu'elles ne sont représentatives à aucun degré et en ce qu'elles ne sont pas localisées ». (Boirac, *Cours de philosophie*, p. 137.)

D'après cette conception un état émotionnel se décompose comme il suit : 1º *Un état intellectuel*, perception ou idée comme point de départ. (Une mauvaise nouvelle, une apparition terrifiante); 2º *Un état affectif*, l'émotion (tristesse, colère, peur); 3º *Des états organiques*, réactions physiologiques provoquées par l'émotion.

Pour *Mosso, Lange, W. James,* l'émotion se ramènerait à la conscience des modifications physiologiques de l'organisme, une émotion ne différant d'une autre émotion que par la quantité, la qualité ou la combinaison de divers états organiques. (C. Lange, *Les émotions*, p. 79.)

D'après cette conception il y aurait : 1º Un état intellectuel; 2º Des troubles organiques et moteurs; 3º La conscience de ces troubles qui serait l'état psychique connu sous le nom d'émotion.

tention, de la perception, qui sont des opérations syn-
thétiques[1]. »

L'émotion provoque, en outre, des phénomènes de
dérivation automatique inférieurs, qui ne sont point
dirigés par la volonté, se produisent en dehors du contrôle conscient du sujet et souvent vont à l'encontre
des intérêts immédiats de ce dernier. C'est ainsi que la
terreur peut provoquer une contracture musculaire —
véritable catalepsie provisoire — qui paralysera le sujet
et le livrera sans défense à son ennemi, ou le poussera
à une fuite éperdue et maladroite. Ce que l'*émotion-choc*
réalise d'un coup, d'une façon rapide et brutale, l'émotion-sentiment, qui est « un état psychologique plus
ou moins permanent », l'accomplit peu à peu et souvent
d'une façon insensible. Le mécanisme de ces deux
variétés[1] d'émotion n'est pas essentiellement différent
et le premier qui nous parait plus net nous permet de
comprendre le second.

On a voulu appliquer au sentiment religieux cette
théorie de la « névrose-émotion ».

La religion est née, dit-on, de l'*émotion-peur*[2], « cet
instinct de la conservation individuelle sous sa forme
défensive » qui rend l'homme tremblant devant son
Dieu. Cette affirmation n'est pas nouvelle, puisqu'il y
a bien des siècles déjà, un poète latin écrivait : « C'est
la peur qui engendra les dieux. » L'homme primitif,

1. P. Janet, *Névroses et Idées fixes*, I, p. 143.

2. L'*émotion-choc* est produite « par une modification rapide, presque subite de
l'état psychologique ». L'*émotion-sentiment* appelée aussi *émotion-lente* par
quelques auteurs, se forme peu à peu et constitue « un état psychologique plus
ou moins permanent ». Voir Raymond et Janet, *Névroses et Idées fixes*, t. II, p. 75.

3. La peur a été définie : « la réaction émotionnelle causée par la représenta-
tion vive et persistante d'une douleur ou d'un mal possible ». (J. Sully.)

« L'idée d'une sensation pénible associée à l'idée de sa reproduction future. »
(J. Mill.)

La définition de M. Ribot, que nous donnons plus loin, nous parait être la
meilleure.

« jeté, nu et désarmé, sur la planète à peine refroidie, marchant en tremblant sur un sol qu'il sentait encore trembler sous ses pas, connut un état de misère et de détresse qui remplit son cœur d'une épouvante infinie[1] ». C'est parce qu'il a eu peur en face de la mort, c'est parce qu'il a tremblé devant les spectacles grandioses ou terrifiants de la nature qu'il a cherché un être qui pût le protéger. Et ce Dieu qu'il postule ou qu'il invente dans son affolement, il le fera à l'image de sa crainte : ce sera un être vindicatif, un maître sévère ou un juge implacable, dont il faudra apaiser la colère par des sacrifices ou des offrandes, et qui n'accordera sa protection qu'au prix du sang de victimes innocentes.

Ce sentiment de peur n'existe pas seulement chez les hommes préhistoriques ou chez nos sauvages primitifs : les religions terroristes sont légion. Ce sont toutes celles où il existe des offrandes, des immolations, des sacrifices sanglants destinés à apaiser la fureur d'un dieu terrible. « Voyez ce dévot à petit esprit : sa religion a pour mobile principal la peur de l'enfer... Pour lui, la religion est une terreur; c'est à cause d'elle qu'il met tant de ferveur empressée à accomplir les rites et les œuvres que sa croyance lui recommande[2]. »

Ce sentiment se produit même chez les hommes cultivés : « Il se manifeste dans les émotions provoquées par la pensée de l'absolu, par le contraste de la fragilité humaine avec l'irrésistible puissance de l'évolution universelle, par la certitude du châtiment qui, dans le domaine moral comme dans le domaine physique, suit tôt ou tard toute tentative pour violer l'ordre du monde; il prend surtout la forme de respect pour la loi morale et pour son mystérieux auteur[3]. »

---

1. A. Sabatier, *Esquisse d'une philosophie de la religion*, p. 13.
2. A. Réville, *Prolégomènes de l'histoire des religions*, p. 191.
3. Goblet d'Alviella, *L'Idée de Dieu*, p. 265.

C'est cette peur, même très atténuée, qui fait que beaucoup d'hommes religieux se sentent mal à l'aise avec eux-mêmes. Ils se demandent toujours s'ils sont suffisamment en règle avec Dieu, si leurs actions sont assez bonnes, leur vie assez morale. Ils sont ainsi poussés à se replier sur eux-mêmes, à s'analyser, à observer avec inquiétude leurs pensées et leurs sentiments. Leur conscience morale, affinée par cet exercice, finit par « s'hypertrophier » comme un organe qui fonctionne trop, et alors ils ont des scrupules maladifs, des tourments d'esprit, parfois même des remords douloureux pour des vétilles. Ces luttes intérieures font d'eux des obsédés qui s'abandonnent à leurs impressions et qui tombent sans raison dans le découragement le plus noir. Ces émotions dépressives, qui se développent facilement sur ce terrain mental, engendrent la tristesse et le pessimisme, qui est encore exagéré par les austérités, les macérations, l'ascétisme sous toutes ses formes.

Voilà un tableau aux couleurs bien sombres... Ce n'est pas le sentiment religieux en lui-même qui produit les obsessions. Il y a des obsédés et des scrupuleux qui ne sont pas religieux et qui n'en ont pas moins des tics mentaux. Le scrupule est plutôt une affaire de tempérament, de complexion psychologique, où les croyances n'interviennent que d'une façon très secondaire.

Le sentiment religieux, même dans sa forme la plus fruste, est une émotion complexe qui ne se compose pas seulement d'états dépressifs, mais aussi d'états expansifs. La vie religieuse n'est pas uniquement constituée par des sentiments de tristesse : on y rencontre de la joie, de l'allégresse d'âme, des enthousiasmes intenses. Le croyant n'est pas toujours tremblant devant son Dieu : il a des élans de confiance enfantine, de foi absolue, de tendresse filiale. L'amour n'est-il pas le fond même de la religion du Christ? La piété présente une gamme infiniment variée de sentiments, et il est impossible de ramener son origine à une émotion unique. Il est possible que dans la mentalité du primitif la peur ait pu jouer un certain rôle dans la genèse du sentiment religieux, mais c'est en tout cas un rôle très secondaire. Comme le fait remarquer A. Sabatier, « en elle-même et toute seule, la peur n'est pas religieuse; elle paralyse, elle rend stupide, elle écrase. Pour que la peur devienne religieusement féconde, il faut qu'il s'y mêle, dès l'origine, un sentiment contraire, un élan d'espérance... Il faut que l'homme conçoive d'une manière ou d'une autre la possibilité de la surmonter, c'est-à-dire de trouver au-dessus de lui une aide, un secours ».

f) Hypothèse du délire mystique.

Il reste enfin une dernière hypothèse, qui représente la tendance extrême de l'école. Elle retiendra moins longtemps notre attention, car ses partisans sont très peu nombreux. Ils font, du reste, de sérieuses réserves[1] destinées à atténuer l'exagération paradoxale de leur théorie. Seuls, les vulgarisateurs qui cherchent à la répandre, omettent parfois les restrictions essentielles auxquelles nous faisons allusion. Ils sont amenés ainsi à confondre, dans leur description, les caractères de la religion vraie avec ceux de la folie mystique. Cette exagération est tellement outrée qu'elle se réfute d'elle-même. Ce n'est plus une objection d'ordre scientifique : c'est un procédé de polémique.

Pour ces auteurs, le délire mystique serait caractérisé par ce fait « que l'individu qui en est atteint se croit en relation directe avec la divinité ». Pour eux, le sentiment

---

1. Le Dr A. Marie fait observer qu'on n'a pas le droit de confondre « avec l'aliénation mentale toute croyance théologique. Ce serait là non seulement une erreur, mais une insulte gratuite à une foule de gens raisonnables ».

religieux, l'idée religieuse ne serait que la manifestation d'une sorte de délire épisodique ou progressif, c'est-à-dire, pour parler le langage de tout le monde, une variété de folie.

Dans la vie religieuse, les périodes de tristesse, de dépression, de remords, celles où le sentiment du péché est dominant s'expliqueraient par « une lypémanie à éclipse ». Le sujet cherche à justifier sa tristesse, d'origine organique, par des motifs religieux : il reste gouverné par des pensées et des habitudes religieuses. La succession d'états affectifs gais et tristes, l'alternance plus ou moins rythmique de périodes d'enthousiasme et de lassitude que présente quelquefois la vie de certains chrétiens ne seraient qu'une forme atténuée de la « maniaco-dépressive ». Les grandes périodes d'activité et d'enthousiasme religieux seraient du « délire épisodique », etc.

Il est inutile de prolonger ces citations : il faudrait, pour être complet, rappeler toutes les maladies mentales. Cette hypothèse est étayée sur la confusion primordiale entre le sentiment religieux normal et ses manifestations pathologiques. Nos auteurs ne font pas cette distinction élémentaire, qu'ils trouvent trop subtile. Pour eux, *a priori*, le sentiment religieux est morbide ; il est le signe d'un détraquement cérébral que les lois de la maladie pourront seules expliquer. C'est un argument très commode et souvent employé pour détruire sans discussion l'autorité d'un adversaire. Quand les parents de Jésus ont voulu réduire à néant son autorité et sa popularité naissantes, ils ont dit qu'il était hors de sens[1]. Nos auteurs emploient un procédé analogue pour disqualifier, d'une façon définitive et qu'ils croient sans appel, un des plus nobles sentiments de l'humanité.

---

[1]. Voir, pour l'interprétation exégétique de ce récit, A. Arnal, *Revue de théologie* de Montauban, 1908, p. 304.

Leur affirmation absolue ne nous suffit pas. Nous réclamons des preuves précises et non des arguments basés sur des inférences vagues et lointaines. La psychologie religieuse, comme toute science, s'établit non pas avec des paradoxes plus ou moins ingénieux, mais avec des faits dûment contrôlés.

Résumons, en quelques mots, les diverses théories pathologiques et le résultat auquel elles aboutissent toutes.

Quelle que soit l'hypothèse mise en avant, le sentiment religieux serait morbide : la cause seule de cette morbidité diffère.

Intoxications diverses, atavisme, dégénérescence, névrose, folie épisodique ou systématisée, tel est, pour l'école pathologique, le triste bilan du sentiment religieux.

L'Église, qui a toujours été considérée, — même par ses adversaires, — comme l'ultime refuge des pauvres, des orphelins, des lassés ; l'Église, que Huysmans appelait naguère, dans une image saisissante, « l'hôpital des âmes », ne serait plus qu'un vaste asile ouvert, peuplé de fous, de demi-fous ou de déments. Pour vivre dans cette sentine suant la névrose, il faudrait des nerfs de névropathes, une imagination dévergondée ou des instincts pervertis... Et la conclusion explicite ou implicite, — toutes les théories philosophiques ont une conclusion, — c'est qu'il faut arracher et détruire tous les ferments de mysticisme, ces virus désorganisateurs de la personnalité humaine et de la société. Cette œuvre d'extirpation sera une œuvre d'hygiène morale qui contribuera à faire avancer les progrès de la civilisation humaine et à exalter l'individu, en hâtant l'arrivée du grand jour où sur tous les autels détruits l'humanité pourra enfin dresser un piédestal au... *surhomme!*

II

LES GRANDES CRITIQUES

Ce qui a fait, dans certains milieux, le succès — très passager du reste — de ces théories, c'est qu'on a voulu les transformer en une sorte de machine de guerre contre l'idée religieuse. Comme le fait remarquer W. James, associer certains états de conscience qui ne nous sont pas sympathiques à un état pathologique du cerveau ou des nerfs, « leur appliquer des épithètes péjoratives empruntées au langage psychologique ou médical », c'est jeter sur elle un certain discrédit. Mais il y a dans ces théories de telles exagérations, un parti pris systématique tellement visible de rabaisser le sentiment religieux, de lui supprimer toute valeur éthique, qu'elles laissent indifférent le public cultivé, qui sait faire la part du « bluff ». Il n'en demeure pas moins que ces théories, par leur vulgarisation, leur infiltration dans les milieux populaires, tendent à accréditer certains malentendus que nous tenons à relever et contre lesquels nous ne saurions trop protester, car ils nous paraissent contraires aux faits, fournis par l'observation psychologique.

Ces différents malentendus peuvent se ramener à trois principaux :

1° Le sentiment religieux est anormal;

2° Le sentiment religieux est né d'un processus normal, mais il a besoin, pour se développer, d'une cause prédisposante, constituée par un certain tempérament névropathique;

3° Il n'y a pas de limites précises entre le sentiment religieux normal et sa forme morbide. On peut passer de l'un à l'autre sans transition.

C'est, en somme, à ces trois objections que peuvent se ramener tous les arguments des théories pathologiques sur l'origine du sentiment religieux. Montrer qu'elles sont mal fondées, c'est réfuter les hypothèses pathologiques elles-mêmes.

1. Les hypothèses pathologiques sont établies sur une confusion primordiale. Elles ne distinguent pas suffisamment entre le sentiment religieux normal, qui se produit chez l'homme en bonne santé physique et morale, et le sentiment religieux sous sa forme pathologique, qu'on rencontre chez les malades névropathes avérés (mysticisme morbide, fanatisme, illuminisme, etc.).

Le sentiment religieux est un sentiment d'un ordre très particulier qui se produit normalement chez l'homme; mais, comme tous les sentiments, toutes les émotions, il peut présenter des troubles, des perturbations et même des maladies, qu'il ne faut pas confondre avec lui. Le sentiment religieux, du reste, n'est pas le privilège exclusif des natures d'élite, des intelligences exceptionnelles, d'une aristocratie de l'esprit : il est, comme nous le verrons, universel. Il peut donc se produire à l'état d'ébauche rudimentaire chez de pauvres êtres malades, à la personnalité diminuée, à l'intellectualité amoindrie. Chez ces sujets, le sentiment religieux — comme tous les autres sentiments — sera déformé, incomplet. Il serait irrationnel de le prendre comme prototype de tous les sentiments religieux, sous prétexte qu'il paraît plus simple.

Il faut remarquer, en outre, que l'homme religieux n'est pas à l'abri des maladies mentales, pas plus qu'il n'est à l'abri des maladies physiques. Il obéit à la grande loi commune qui régit l'humanité.

De même que ses viscères peuvent être envahis par le bacille de Koch, le bacille d'Eberth ou la bactéridie charbonneuse, et qu'il peut contracter la tuberculose, la typhoïde ou la maladie du charbon ; de même son cer-

veau où ses nerfs peuvent être atteints par les maladies
mentales ou nerveuses sous toutes leurs formes. Lorsque le chrétien professant devient tuberculeux, cancéreux, ou tombe en cachexie, nous n'en sommes pas
étonnés et surtout il ne nous vient pas à l'idée d'accuser
sa religion. Pourquoi serions-nous étonnés et surtout
pourquoi accuserions-nous le sentiment religieux quand,
sous l'influence de causes très diverses, le croyant contracte une maladie de nerfs? Sa névropathie et sa religion n'ont rien de commun!

Si on veut étudier les multiples modalités du sentiment religieux normal, il faut les distinguer tout d'abord
des manifestations délirantes anormales qui se produisent chez les grands névropathes et les aliénés. Ces
deux séries de phénomènes ne sont pas comparables.
Dans la personnalité troublée par la maladie mentale,
tout est bouleversé. Le délire[1] produit les perversions
les plus incohérentes dans la sphère intellectuelle aussi
bien que dans la sphère émotive; de là, les sentiments
étranges, les idées bizarres de ces malades.

Des statistiques récentes montrent que l'homme religieux est relativement peu atteint par les grandes maladies mentales. Les auteurs qui se sont occupés de la
question expliquent ce fait en disant que la moralité de
l'homme religieux, étant supérieure à celle de la moyenne
des hommes, le met à l'abri des grandes causes d'intoxication (alcoolisme, avarie, etc.) qui contribuent à peupler les asiles; mais cette règle n'est pas absolue et il
peut y avoir des exceptions. On peut rencontrer des cas
de « folie mystique ». Cette appellation générale sert à
« qualifier des idées délirantes diverses, dont l'expres-

---

1. Dans le langage courant, on entend par « *délire* » un état de confusion dans
la perception des idées et d'incoordination dans les actes qui se produisent d'une
façon plus ou moins inconsciente (délire de la fièvre). En psychiatrie, le mot
délire a un sens plus restreint. Il désigne un ensemble d'idées morbides concernant « le moi » ou ses rapports avec le monde extérieur.

sion, la formule seule rappellent des notions religieuses, une série de croyances dans lesquelles le sujet a été élevé ou dont il a simplement entendu parler... Elle ne correspond pas à une forme morbide particulière[1] ».

Ce que les auteurs appellent « folie mystique systématisée » n'est pas une maladie proprement dite du sentiment religieux : c'est une folie systématisée qui ne diffère des autres, ni par ses caractères psychologiques, ni par ses caractères cliniques, ni par son évolution, mais qui est simplement colorée par des idées délirantes religieuses presque toujours absurdes.

Luys, parlant des influences prédisposantes générales et intrinsèques des maladies mentales, s'exprime ainsi au sujet des préoccupations religieuses : « On est souvent porté à prendre ici l'effet pour la cause et à rattacher le délire à l'influence religieuse, qui lui donne seulement sa couleur. Il faut ne voir dans la manifestation religieuse qu'un phénomène secondaire et subordonné qui trahit les habitudes d'esprit et de sensibilité du sujet. Les influences religieuses intrinsèques ne me paraissent donc pas avoir la portée que quelques-uns leur attribuent à tort. Ce n'est que le revêtement intérieur d'une excitation mentale, préalablement existante. » Le sentiment religieux, l'idée religieuse ne sont donc pas la cause profonde de cette maladie mentale particulière; les auteurs qui prétendent le contraire sont dupes des apparences.

Dans ces troubles de l'esprit, du reste, les interprétations religieuses sont tellement absurdes, niaises ou incohérentes, qu'elles révèlent la faiblesse et la pauvreté maladive du fond intellectuel de ces sujets. Les uns s'imaginent avoir des rapports avec les démons et incarner eux-mêmes Satan, le prince des démons (démonomanes); les autres croient être Dieu, le Verbe incarné,

---

1. G. Ballet, *Traité de pathologie mentale*, p. 201.

Jupiter, etc. (théomanes). Les conceptions des uns et des autres sont superficielles et stériles ; elles ne produisent aucun fruit utile, elles n'intéressent en rien le développement de la personnalité, à laquelle elles sont funestes. Dans la mégalomanie puérile de ces malades, on ne reconnait plus aucun caractère du sentiment religieux véritable.

Sous prétexte qu'il y a des idées délirantes religieuses, on ne peut pas conclure que toute idée religieuse est délirante. Il y a aussi des délires politiques, des délires scientifiques (délire des inventeurs), etc. Dira-t-on que la politique ou la science sont des tendances morbides ? Cette idée ne nous vient même pas à l'esprit !

Ce que nous venons de dire de la folie mystique, nous pourrions le répéter, avec des nuances, de toutes les formes morbides du sentiment religieux (exaltation maladive, fanatisme, illuminisme, superstition, ascétisme exagéré, automutilation, etc.). Bien que les frontières entre les sentiments normaux et morbides soient quelquefois difficiles à établir, dans ce domaine on aura bien rarement à hésiter[1].

Loin d'être une manifestation pathologique isolée, que l'on rencontrerait à l'état sporadique dans l'espèce humaine, le sentiment religieux nous apparaît comme un instinct supérieur, universel. Les ethnographes et les historiens des religions nous montrent qu'il existe chez toutes les races actuelles[2]. On le trouve chez les Aryens

[1]. Si l'on ne veut pas se fier au sens commun, au simple « bon sens », on peut utiliser les règles de Féré. Pour cet auteur, toute émotion est morbide lorsqu'elle présente un des trois caractères suivants :

a) Lorsque ses accompagnements physiologiques se présentent avec une intensité extraordinaire ;

b) Lorsqu'elle se produit sans cause déterminante suffisante ;

c) Lorsque ses effets se prolongent outre mesure.

(Pathologie des émotions, p. 223.)

[2]. Il y a quelques années, on avait contesté l'universalité de la religion chez toutes les races humaines. On s'appuyait sur le témoignage de voyageurs qui

intellectuels, comme chez les peuples à mentalité fruste de l'Afrique centrale ou de l'Australie. Et cette affirmation, qui n'est pas un postulat *a priori*, est encore confirmée par l'anthropologie préhistorique, qui constate l'existence de croyances rudimentaires chez les anciennes peuplades contemporaines de l'ours des cavernes et du mammouth. Le sentiment religieux, sous sa forme la plus simple, est, comme l'a dit Réville, « un fait humain dans toute la rigueur du mot... C'est l'attribut indéfectible et perfectible de l'espèce humaine[1] ».

Ce fait est si général que certains naturalistes et anthropologistes en ont fait, dans leurs classifications, une des caractéristiques de l'homme.

Il nous paraît donc superflu d'insister sur ce point, qui est un fait acquis par les sciences anthropologiques du XIXe siècle. L'universalité du sentiment religieux est une preuve irrécusable de sa normalité.

2. Un deuxième malentendu, plus subtil que le premier, consiste à admettre que le sentiment religieux est bien un sentiment naturel né d'un processus normal, mais il ne se produirait que dans un organisme présentant certaines prédispositions maladives. Pour être religieux, il faudrait, en somme, avoir un tempérament névropathique tout particulier.

Pour W. James, les dons du tempérament névropathique sont un élément important « une cause prédisposante » à la réceptivité religieuse. Ce tempérament

croyaient avoir rencontré des peuplades *areligieuses* (les Fuégiens, les Andaméens, quelques tribus indiennes du Brésil, les Australiens du centre, etc.). Depuis que les moyens de communication ont permis d'entrer en rapports plus fréquents avec ces tribus, on s'est aperçu qu'elles avaient des croyances religieuses et même des mythes compliqués.

En outre, les dernières fouilles faites en Dordogne ont permis d'établir que les hommes préhistoriques de la période moustérienne avaient un culte rudimentaire. Ce qui est vrai pour les races sauvages actuelles devait être vrai aussi pour les races préhistoriques.

1. A. Réville, *Prolégomènes de l'histoire des religions*, p. 45.

possède en effet : « l'émotionalité qui est le *sine qua non*
de la perception morale; il possède l'intensité, cette
tendance si essentielle à la vigueur morale pratique; il
possède l'amour de la métaphysique et du mysticisme
qui poussent notre intérêt au-delà de la surface du
monde sensible. Quoi d'étonnant dès lors si ce tempérament est très propre à nous introduire en des régions
de vérité religieuse, en des recoins de l'univers, que le
système nerveux du type Philistin robuste, fier de son
biceps et de sa poitrine, et rendant grâces au ciel de
n'avoir en tout son être rien de morbide, serait sûr de
cacher à tout jamais à ses trop suffisants possesseurs?
S'il existe une inspiration du royaume d'en haut, il se
pourrait bien que le tempérament nerveux constitue un
élément capital de la réceptivité qu'elle exige ».

Nous reconnaissons volontiers qu'un certain nombre
de mystiques ont été des névropathes. Néanmoins nous
aurions pas mal de réserves à formuler sur ce qualifi-
catif qu'on leur applique un peu trop facilement aujour-
d'hui. C'est surtout à cause des phénomènes extatiques,
que l'on rencontre quelquefois chez les grands mystiques, qu'on les considère comme des névrosés. On
peut rapprocher, en effet, l'extase de certains états pathologiques qui se produisent dans l'hystérie, la catalepsie ou le somnambulisme. Des études récentes montrent pourtant qu'il ne faudrait pas pousser trop loin
l'identification des deux phénomènes. S'il y a similitude
au point de vue physique, il n'y a pas identité absolue
au point de vue psychique. Vus par leur côté interne, ces
deux états paraissent différents[1]; et en tout cas, ils aboutissent à des résultats très dissemblables qu'il est facile
de constater. L'un produit « de la faiblesse et de la

---

[1]. D'après certains psychologues, dans l'extase religieuse il y aurait non seulement monoïdéisme, mais aussi une sorte d'intuition cognitive très caractéristique.
Voir : J. Pacheu, *l'Expérience mystique et l'activité subconsciente*, p. 125 et sq.

stupeur », l'autre « un renouvellement d'énergie » qui
se traduit souvent par un élan nouveau d'activité cha-
ritable dans tous les domaines. Ce serait une erreur de
croire, pourtant, que l'extase est une caractéristique du
sentiment religieux; c'est un phénomène très accessoire
et relativement rare qui ne se produit que chez quelques
sujets.

Du fait qu'un certain nombre de personnalités religieuses ont présenté des phénomènes extatiques ou des
stigmates névrosiques, on ne peut pas généraliser et dire
qu'un tempérament morbide est nécessaire à la production du sentiment religieux. Ce raisonnement erroné est
analogue à celui que Moreau de Tours a employé jadis,
lorsqu'il a proclamé « la nature morbide du génie ».
Partant de ce point de vue, que toute exagération de
fonction est pathologique, il ne voyait dans la supériorité intellectuelle (exagération de l'intelligence normale) qu'une manifestation de névrose.

Le professeur Grasset, réfutant cette doctrine, a montré
que « pour qu'une exagération de fonction soit maladive, il faut qu'elle gène la fonction normale. Mais la
supériorité intellectuelle ne gène pas la fonction intellectuelle normale; au contraire, elle l'exalte. Donc elle
n'est pas maladive. Ce qui prouve aussi que la supériorité intellectuelle n'est pas une suite, un symptôme
de la névrose, c'est que beaucoup peuvent avoir la
névrose de Pascal sans en avoir le génie, ou être grêlé
comme Mirabeau et Danton sans avoir leur éloquence[1] ».

On peut répéter le même raisonnement pour expliquer
les rapports de la névrose et de la religion. Il ne suffit
pas pour affirmer que le mysticisme est une névrose de
constater la coexistence, même fréquente, de tares névrosiques chez des sujets religieux, il faut établir « la loi
de filiation » entre la névropathie et le sentiment reli-

1. Dr J. Grasset, *Demifous et Demiresponsables*, p. 186.

gieux, montrer que l'un dérive de l'autre. Or, il est facile de prouver, au contraire, que des sujets parfaitement sains et normaux peuvent être religieux. Le sentiment religieux n'est donc pas un symptôme de névrose. La névrose est plutôt la plaie, la complication du mysticisme normal.

Si parmi les personnes religieuses, il en est qui luttent contre des tendances maladives (impulsions blasphématoires, obsessions de remords, scrupules, aboulies, etc.), ce sont des exceptions. Le nombre de celles qui sont normales est infiniment plus grand. Le sentiment religieux apparaît, chez elles, comme une efflorescence de leur vigueur morale. Il leur communique un optimisme courageux, une joie saine, une puissance nouvelle pour l'action. Les soucis de la vie et les revers peuvent les atteindre sans les abattre. Elles peuvent être victimes des événements et des hommes, elles feront simplement leur devoir jusqu'au bout, soutenues par leur foi.

Tous les vrais mystiques, même ceux qu'on se plaît à nous représenter comme des malades, ont cherché à différencier dans leur état d'âme, leurs tendances normales et leurs tendances morbides provenant de troubles physiques.

Beaucoup d'entre eux, ayant éprouvé des phénomènes somatiques ou psychologiques qui leur ont paru extraordinaires ou anormaux, se sont demandé s'ils n'étaient pas le jouet de leur imagination ou les victimes de quelque maladie nerveuse. Ils mettent beaucoup de soin à s'analyser, précisément pour discerner dans leur état d'esprit ce qui est bon ou mauvais, leurs inclinations ou leurs désirs normaux ou morbides. Dans la lutte pour la conquête de la sainteté ils ont éprouvé et fort bien décrit des états de prostration physique ou de faiblesse nerveuse, des aboulies ou des impulsions morbides qu'ils ont trouvés étranges. Ils ont mis d'eux-mêmes sur le compte de la maladie ces états anormaux et les ont désolidarisés de leur état spirituel. Ils déplorent ces manifestations morbides, qu'ils considèrent comme des entraves à leurs progrès. Ces merveilleux observateurs ont appris par expérience, comme le dit Joly, « que leurs nerfs ne sont pas plus à l'abri du mal que leurs poumons, leur estomac ou leurs vertèbres; mais ce qu'ils voient tout d'abord, dans ces abattements et dans ces secousses, c'est bel et bien une maladie physique et, si elle se prolonge, ils entendent qu'on la guérisse[1] ».

Il est vrai que l'on peut objecter à cette constatation qu'il est possible d'avoir des stigmates névrosiques et de les ignorer. En tout cas, il faut tenir compte de l'effort sérieux qu'ont fait toutes les grandes personnalités religieuses, non seulement pour discerner, mais aussi pour combattre ces éléments morbides, ferments perturbateurs de la vie morale comme de la vie religieuse.

Les livres de *Direction spirituelle*, écrits par les grands mystiques catholiques, attirent l'attention des faibles ou des novices sur ces « embûches causées par les nerfs » (hallucinations, tremblements, crises de larmes, etc.). Ils s'étendent longuement sur les dangers de ces états, véritables épreuves, qui détournent du but. Ils ajoutent même à leur avertissement divers moyens pratiques[2], dont plusieurs excellents, sont repris sous des formes variées par nos pédagogues modernes.

Il serait facile de relever des conseils de ce genre dans les livres de *cure d'âme* ou de *théologie pratique*, écrits par les écrivains protestants. Beaucoup de revivalistes, dans leurs discours ou leurs traités, recommandent à

1. H. Joly, *Psychologie des saints*.
2. Sainte Thérèse raconte qu'elle obligea bien souvent ses filles spirituelles à diminuer et même à supprimer leurs pénitences, à dormir beaucoup et à manger de la viande pour combattre les extases morbides provoquées par les macérations et les jeûnes exagérés. Il serait facile de multiplier les citations de ce genre, car les conseils pratiques abondent dans la littérature mystique.

leurs auditeurs de ne pas se laisser entraîner par les émotions violentes et passagères, d'éviter les réunions ou les veilles prolongées, les surmenages intensifs. Ils encouragent à fortifier l'organisme physique, pour éviter les émotions nerveuses d'origine inférieure, etc.

Ce qui a contribué à induire en erreur les partisans des hypothèses pathologiques, c'est qu'ils étudient le sentiment religieux, surtout — il faudrait peut-être dire exclusivement — chez les malades ou chez quelques grands mystiques, qui sont, par définition même, des anormaux. « Pour comprendre le mysticisme chrétien, dit M. Delacroix, il faut aller d'emblée aux grands mystiques[1]. » Chez ces mystiques, le sentiment religieux se présente sans doute avec une intensité très grande et on y perçoit les phénomènes psychologiques avec leur grossissement maximum, mais ils y sont presque toujours monstrueusement déformés, compliqués par des réactions somatiques ou « des contre-coups » physiologiques. En les étudiant, on fait de la tératologie religieuse. Cette méthode très utile pour acquérir une connaissance approfondie sur tel ou tel point de détail, pour étudier une manifestation particulière du sentiment religieux, devient dangereuse et inexacte si on veut faire une étude synthétique appliquée à l'homme normal.

Chez les névropathes, en effet, les sentiments, les émotions, les passions, présentent des caractères d'exagération très particuliers. Il en est de même chez les névropathes mystiques. Chez eux, la conscience morale est hyperesthésiée, les émotions religieuses sont très variables, les synthèses mentales sont fragiles, ils manquent absolument de mesure. Une impression un peu trop vive peut faire naître en eux des obsessions et des scrupules. Leur besoin de perfection les entraîne à pousser à l'extrême leurs tendances, qu'ils ne savent pas

---

1. Delacroix, *op. cit.*, p. 111.

frêner. Veulent-ils assurer la prépondérance de l'esprit
sur le corps? Ils tombent dans l'ascétisme. Veulent-ils
donner à leur tendance religieuse une suprématie exclusive? Ils arrivent très vite par un monoïdéisme intense
à l'extase ou a des états voisins. Veulent-ils gagner les
autres à leurs idées? Leur zèle intempestif les entraîne
à l'étroitesse ou au fanatisme.

Les obsessions, les scrupules outrés, l'ascétisme exagéré, l'extase, le fanatisme, etc., caractérisent l'hyper-
religiosité des mystiques névropathes. Ces phénomènes
morbides ne se rencontrent pas dans la religion normale et saine.

Cette constatation montre, que la psychologie pathologique, qui est indispensable pour éclairer certains
points obscurs de la psychologie normale, ne peut
remplacer celle-ci. On ne peut pas construire la psychologie de l'homme normal en lui appliquant les lois
générales tirées de la psychologie des grands névropathes ou des aliénés; pas plus qu'on ne pourrait comprendre la physiologie de l'homme sain, si on n'étudiait
que la physiologie du tuberculeux ou du typhique.

Si l'on veut étudier le sentiment religieux normal, il
faut s'adresser à des sujets plus près de nous, qui ne
seront — ni des grands mystiques trop supérieurs, ni
des névropathes religieux trop inférieurs — mais de
simples croyants normaux dont la vie morale confirme
la doctrine, ce qui est la marque authentique de la sincérité religieuse. Ils ont fait, eux aussi, à leur manière,
quoique plus simplement « l'expérience religieuse fon-
damentale », et ils y ont trouvé une source de force et de
joie saine. Si leur état d'âme n'est point illuminé par
des fulgurations extraordinaires, il n'est pas non plus
bouleversé par des poussées morbides qui font les
ténèbres autour d'elles. Chez ceux-là on ne rencontre
ni extravagances ni bizarreries. Quelle que soit leur
situation sociale, ils poursuivent leur tâche quotidienne

avec persévérance, faisant le bien autour d'eux sans
se lasser. Ils ont trouvé dans la communion avec Dieu
la paix intérieure qui inonde leur âme et s'épanouit au-
dehors — non pas dans une auréole magique qui nim-
berait leur front — mais dans l'influence bienfaisante
qu'ils exercent.

La névrose n'est donc à aucun degré la condition du
développement du sentiment religieux. Celui-ci est produit par un processus normal, comme le sentiment du
bien et du beau. Comme eux, il caractérise l'état de santé
morale d'un organisme sain qui se développe également
dans toutes les directions. Comme eux enfin, il prend
place dans l'harmonieuse synthèse des sentiments qui
constituent une personnalité bien équilibrée.

3. Enfin un dernier argument, c'est qu'entre le sentiment religieux normal et le mysticisme pathologique il
n'y a qu'une différence de degré. Il est par conséquent
arbitraire et vain, nous dit-on, d'établir des limites qui
seront variables pour chaque individu et que les progrès
incessants de la psychologie viendront constamment
déplacer. On peut rencontrer, en effet, entre ces deux
extrêmes — sentiment religieux et mysticisme morbide
— un grand nombre d'états intermédiaires, formant
comme une échelle de transition entre les grands mystiques et les personnalités à religiosité moyenne. Ces
termes de passage seraient, d'après quelques auteurs,
comme une sorte de trait d'union qui relierait les états
opposés en les rendant solidaires. On pourrait leur
appliquer la loi bien connue : « Deux termes d'une
série sont identiques, quand on peut les relier l'un à
l'autre par une série continue d'autres termes. »

M. le professeur Grasset a bien étudié cette loi[1]. Il
conclut que si elle est vraie pour les sciences exactes,
elle n'est pas rigoureusement applicable lorsqu'on passe

1. Dr J. Grasset, ap. cit., p. 52.

de l'abstraction à la réalité et surtout du nombre à l'être vivant. En biologie, en physiologie, en psychologie, il faut tenir compte, non seulement de la notion de grandeur, de quantité, mais aussi et surtout de la notion de qualité. Entre un réflexe inférieur provoqué par une réaction de défense et le phénomène psychique le plus élevé d'un savant, d'un artiste ou d'un philosophe, il y a un grand nombre d'états nerveux intermédiaires, cela ne prouve pas qu'il y ait identité entre les deux extrêmes.

Claude Bernard a montré que les phénomènes pathologiques sont de même nature que les phénomènes physiologiques : les uns et les autres sont des manifestations de la vie, du fonctionnement du même être vivant, la maladie n'étant que l'exagération ou la diminution de certains phénomènes qui se trouvaient déjà dans la santé; « mais cela n'empêche pas, dit Grasset, que les phénomènes pathologiques ou morbides soient différents des phénomènes physiologiques ou normaux. La fièvre est un symptôme tout à fait différent de la précipitation du pouls causée par une émotion. Entre 36°,5 à 40°, entre 60 pulsations et 140, on constate tous les termes de transition. Il est même impossible de fixer le chiffre absolu à partir duquel l'état physiologique cesse pour devenir état pathologique. Il n'en est pas moins vrai que la fièvre existe en tant que phénomène pathologique et qu'il y a un fonctionnement pathologique des organes, qui ne doit pas être confondu avec leur fonctionnement physiologique ».

« Donc, malgré la sériation plus ou moins continue, il faut continuer à distinguer et à envisager séparément les phénomènes physiologiques normaux et les phénomènes pathologiques, les non-malades et les malades, et plus spécialement ceux qui sont atteints de maladie du système nerveux et ceux qui n'en sont pas atteints. Les lignes de démarcation des frontières de la maladie

peuvent être (pour certains sujets) difficiles à préciser
à cause de notre ignorance; elles peuvent être modifiées
dans leur tracé au fur et à mesure que nous savons
mieux analyser le sujet. Mais ces frontières existent ; il
y a des malades et des non-malades[1]. »

De même, entre le sentiment religieux normal et le
mysticisme pathologique, il n'y a théoriquement qu'une
différence de degré; mais cette différence est si grande
qu'elle équivaut pratiquement à une différence de nature.

Le sentiment religieux est un *instinct*, c'est-à-dire une
poussée intérieure qui sourd et jaillit du plus profond
de la subconscience et qui produit, en s'actualisant,
un ensemble complexe de sentiments, d'idées, d'émotions, d'actes qui convergent vers un but lointain et
mystérieux que l'individualité cherche à atteindre, car
elle pressent qu'en lui réside l'ultime réalité.

Sous les multiples formes présentées par les religions
des hommes, sous les différentes modalités d'adoration,
de rites ou de culte, depuis les plus inférieurs jusqu'aux
plus compliqués, il apparaît comme un élément stable
et permanent qui oriente l'âme humaine vers une direction d'abord vague, puis de plus en plus précise, et qui
atteint son maximum de clarté dans le christianisme.
Cette unité qui se manifeste dans la diversité de races,
de climats, d'époques, fait de l'instinct religieux un phénomène psychologique unique.

Chez l'homme, l'instinct[2] n'est pas, comme chez l'ani-

---

1. Dr J. Grasset, *op. cit.*, p. 54.

2. Pour M. Bergson, l'*instinct* est « une connaissance innée, intérieure et pleine,
non pas explicite, mais impliquée dans l'action accomplie... qui atteint immédia-
tement dans leur matérialité même des objets déterminés ». C'est donc avant tout
la connaissance d'une matière.

L'*intelligence*, en ce qu'elle a d'inné, est aussi « une connaissance, mais extérieure, générale, qui fait connaître des rapports, qui fournit un cadre d'ensemble... » C'est donc la connaissance d'une forme.

Ces deux modes divergents de connaissance peuvent être séparés ou réunis. Ce

mal, « un savoir-faire naturel qui se substitue à l'intelligence ». Il est avant tout « une spontanéité ».

L'instinct religieux sera donc, au point de vue psychologique, une inclination, une tendance innée qui ne
trouve pas son explication dans la vie consciente ordinaire, mais qui la dépasse et la déborde. Comme tous
les instincts, il ne représente pas simplement un acte
réflexe ou automatique, réaction intérieure naissant
dans l'organisme pour répondre aux excitations du milieu, et qui, par conséquent, est conditionné par lui. Il
est nettement approprié et adapté à un but; il postule
une finalité. Celle-ci ne se présente pas comme une notion intellectuelle toute faite; l'instinct religieux ne
révèle pas à l'homme l'idée de Dieu sous la forme d'une
connaissance claire aux contours précis. Il est avant
tout une certitude intérieure qui fait appel à l'intelligence pour l'expliquer, la préciser, la mieux saisir.

La volonté interviendra à son tour, pour coordonner les
efforts de l'individu dans le sens esquissé par l'instinct
et que l'intelligence a repéré d'une façon plus nette.

On a émis bien des hypothèses pour expliquer l'origine profonde de l'instinct religieux, mais toutes celles
qui ne font pas intervenir un facteur transcendental
nous paraissent insuffisantes.

L'instinct religieux ne s'explique pas par son origine,
mais par son but, c'est-à-dire par la fin pour laquelle il
existe et en vue de laquelle il est adapté.

La raison dernière de cette finalité est, en quelque manière, pressentie et entrevue par les sciences biologiques
qui nous la montrent comme l'aboutissement dernier
du processus vital, la terminaison lointaine de la vie
psychique. Celle-ci n'arrive pas à s'épuiser dans les
multiples directions de l'activité organique, qu'elle dé-

sont les deux aspects d'une seule et même faculté. (*L'Évolution créatrice*, p. 163
et sq.)

passe dans son élan, pour se prolonger, par une impulsion puissante, dans une zone encore inconnue qui outrepasse les frontières du sensible.

« Dans tout germe vivant, a dit Cl. Bernard, il y a une idée directrice, qui se développe et se manifeste par l'organisation. » Dans l'être supérieur qu'est l'homme, cette idée directrice oriente les instincts élevés vers Dieu, qu'ils atteignent par une intuition qui se sent sûre d'elle-même, car elle s'appuie sur le fond solide de l'organisation originelle, et elle est dirigée par les aspirations les plus profondes de l'espèce tout entière.

L'instinct religieux implique donc la perception nette d'une réalité personnelle extérieure à nous et qui existe indépendamment de nous : Dieu. Il implique une certitude qui est bien supérieure à celle qui est donnée uniquement par l'intelligence et par le raisonnement discursif, car c'est une certitude intérieure.

Au seuil de l'inconnu, l'instinct peut percevoir plus clairement que la raison. Il donne à l'être une assurance telle, qu'il se sent poussé, malgré la crainte du mystère qui l'enveloppe, malgré ses réticences intellectuelles, à se confier à cet inconnu qu'il pressent et qui ne peut être que juste et bon; et, s'il cède — ce qui n'est pas toujours le cas — et se laisse aller à cette impulsion naturelle, cet acte de confiance produira en lui une paix, une sécurité profonde : celle de l'être qui réalise enfin son but.

Comme tous les instincts, l'instinct religieux est une intuition spontanée, une tendance plus ou moins irrésistible, qui se traduit non seulement par un acte de foi, mais aussi par une activité intérieure et extérieure.

Il représente donc pour la personnalité un élément dynamique important, une force morale d'une grande puissance qui vient s'ajouter et enrichir toutes celles qui émanent de la personnalité, à laquelle il vient apporter un contingent nouveau d'émotions, d'idées, d'inclinations multiples et variées. En outre, il soutient l'attention et la fortifie en l'orientant toujours dans le sens d'un idéal précis, net, qui pour le chrétien, est l'imitation du Christ, le divin modèle.

Le sentiment religieux, loin d'être un élément morbide qui contribuerait à la dissolution maladive de la personnalité, est une force de concentration s'opposant à la dispersion psychologique. Il est donc un principe thérapeutique, une puissance de guérison[1] qui peut exercer une action favorable non pas seulement sur les caractères faibles, hésitants ou versatiles, mais aussi sur tous les malades et en particulier sur les nerveux atteints de maladies fonctionnelles, qui sont « en continuel état d'imminence morbide ».

La foi est pour eux une force de cohésion qui contribue à unifier leur *moi*, à fortifier leur synthèse mentale trop fragile. Elle aide à lutter efficacement contre l'automatisme psychologique des hystériques, qui se laissent parfois envahir par une sorte de personnalité seconde, source de troubles pénibles. Elle aide à combattre l'aboulie et le pessimisme des neurasthéniques, en faisant naître en eux des sentiments altruistes et en les poussant à l'action. Enfin, chez les grands déprimés psychasthéniques, qui s'imaginent être d'éternels vaincus, elle fait renaître l'espoir de la guérison et provoque la volonté salvatrice[2].

Ce ne sont pas seulement les psychologues croyants qui ont fait ces constatations. Sous une forme ou sous une autre, des maîtres autorisés de la médecine contemporaine — qui représentent du reste des opinions philosophiques très différentes — sont d'accord pour

1. Dr P. Bordreuil, *Le Rôle de la foi religieuse dans la guérison de la maladie*, p. 191.
2. Dr L. Perrier, *Psychothérapie et Religion*, in Revue *Foi et Vie* du 1er octobre 1911.

reconnaître dans le sentiment religieux une merveilleuse force de soutien et de relèvement[1].

« La foi religieuse, sous toutes ses formes, est d'ailleurs, il faut bien le reconnaître, une cause de tranquillité morale... aidant à supporter les souffrances morales et matérielles. » (Dr G. Ballet.)

« La foi et la prédication agissent comme moyens de psychothérapie naturelle. » (Dr J. Grasset.)

« Il n'est pas jusqu'aux sentiments religieux qu'on ne puisse utiliser pour ramener le malade à la tenue morale. Il peut paraître étrange de voir un libre-penseur pactiser avec les croyants, utiliser les convictions religieuses, les recommander à certains de ses malades. Eh bien! non, il n'y a pas là de contradiction... Ceux à qui leur tournure d'esprit permet encore la foi, trouveront un appui dans leurs convictions religieuses, à condition qu'elles soient sincères et vécues. » (Dr Dubois).

« Le plus sûr garant contre toutes les petites, voire contre toutes les grandes causes émotives, c'est de se constituer... un idéal philosophique ou religieux. La vie montre tous les jours que ceux-là sont bien plus résistants aux soucis, aux chagrins, aux vicissitudes diverses, qui ont su objectiver en dehors d'eux-mêmes un idéal, dont la réalisation progressive fait l'unité de leur existence. » (Dr Dejerine.)

. . . .

1. Le Dr Robert van der Elst compare le sentiment religieux à une force capable d'augmenter les énergies psychiques et corporelles. Son intensité pourrait donc être considérée comme revêtue du signe +. Les phénomènes morbides pseudo-religieux se solderaient, au contraire, par une déperdition d'énergie qui se traduirait par une diminution de l'attention, de la mémoire et de la volonté; elle pourrait s'exprimer par le signe —.

Pour l'auteur, ce n'est point là seulement une pure vue de l'esprit, mais un résultat de l'expérience que les analyses psychologiques comme les études psychophysiques viennent confirmer. « Le bilan du premier, dit-il, se résume par ces mots : profit, trésor, richesse; le bilan des seconds par ceux-ci : déficit, recul, pauvreté. » (Revue de philosophie, 1er décembre 1911.)

Notre conclusion sera donc diamétralement opposée à celle des partisans des hypothèses pathologiques. Nous la résumerons, pour plus de clarté, en quelques propositions.

1° Le sentiment religieux est un sentiment normal qui vient accroître et enrichir d'énergies nouvelles la vie psychologique de l'homme sain. Il l'aide à bien vivre et le soutient aux heures sombres de la maladie et de la mort.

2° Il peut augmenter la puissance de synthèse mentale des déprimés, des abouliques, des nerveux, des anormaux. Il contribue à combattre chez eux les automatismes, les tendances inférieures, et à développer les aspirations élevées qu'il systématise et oriente vers un idéal supérieur.

3° Son influence s'exerce non seulement sur l'individu, mais aussi sur la collectivité. Il contribue à arracher les hommes à l'égoïsme qui leur est si naturel, pour les pousser à l'action bienfaisante dans tous les domaines. Il est donc un élément de transformation morale et sociale de la plus haute valeur.

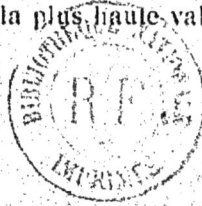

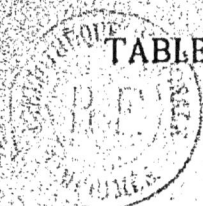

TABLE DES MATIÈRES

———

I. — Les hypothèses pathologiques.

II. — Les grandes critiques.

———

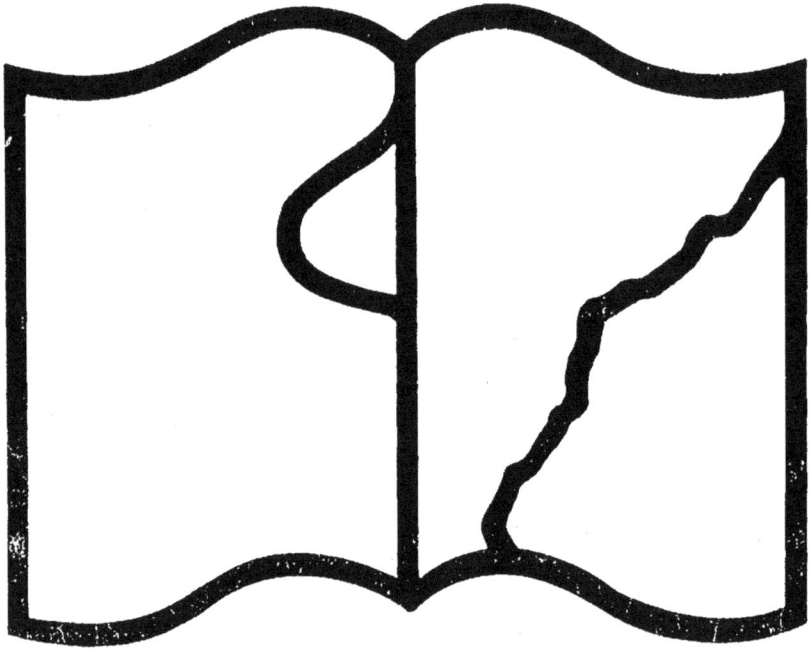

Texte détérioré — reliure défectueuse

NF Z 43-120-11

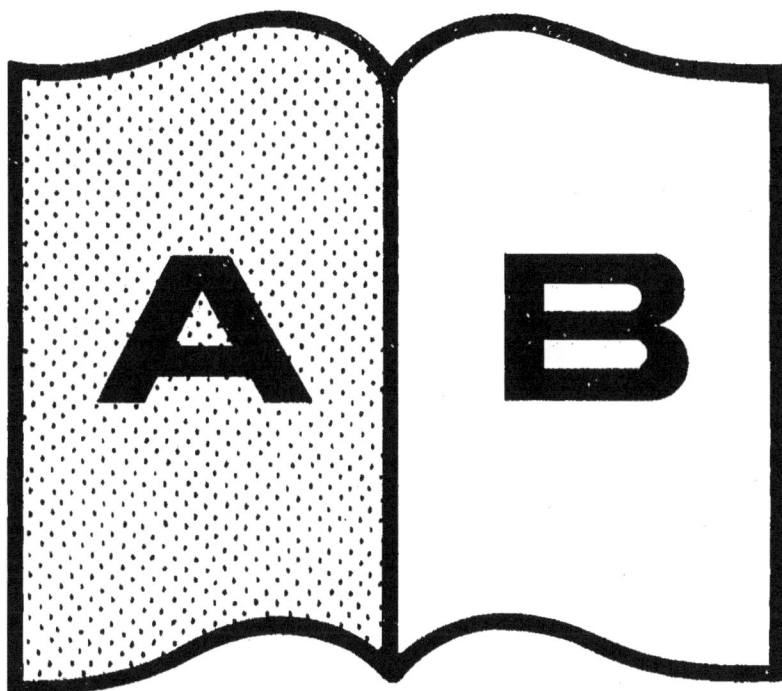

Contraste insuffisant

NF Z 43-120-14

www.ingramcontent.com/pod-product-compliance
Lightning Source LLC
Chambersburg PA
CBHW032305210326
41520CB00047B/2214